中医诊断全书

褚四红/主编

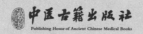
中医古籍出版社
Publishing House of Ancient Chinese Medical Books

图书在版编目（CIP）数据

中医诊断全书 / 褚四红主编. –– 北京 : 中医古籍
出版社, 2021.6
ISBN 978-7-5152-2248-6

Ⅰ.①中… Ⅱ.①褚… Ⅲ.①中医诊断学 Ⅳ.
①R241

中国版本图书馆CIP数据核字(2021)第067196号

中医诊断全书

主编　褚四红

策划编辑　姚强
责任编辑　张凤霞
封面设计　李荣
出版发行　中医古籍出版社
社　　址　北京东直门内南小街 16 号（100700）
电　　话　010-64089446（总编室）010-64002949（发行部）
网　　址　www.zhongyiguji.com.cn
印　　刷　天津海德伟业印务有限公司
开　　本　880mm×1230mm　1/16
印　　张　16
字　　数　230 千字
版　　次　2021 年 6 月第 1 版　2021 年 6 月第 1 次印刷
书　　号　ISBN 978-7-5152-2248-6
定　　价　59.00 元

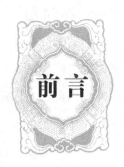

前言

中医诊断是历代医家临床诊病经验的积累，它的理论和方法起源很早。公元前5世纪，著名医家扁鹊就以"切脉、望色、听声、写形"等为人诊病。

在《黄帝内经》和《难经》中，不仅奠定了望、闻、问、切四诊的理论基础和方法，而且提出了诊断疾病必须结合致病的内外因素全面考虑的整体观念。如《素问·疏五过论》指出："凡欲诊病者，必问饮食居处，暴乐暴苦……"

对人体疾病的诊断过程是一个认识过程，认识的目的在于进一步指导实践。人体疾病的病理变化大都蕴藏于内，仅望其外部的神色，听其声音，嗅其气味，切其脉候，问其所苦，又没有直接观察到病变的所在，为什么能判断出其病变的本质呢？其原理就在于"从外知内"（《灵枢·论疾诊尺》），即"司外揣内"（《灵枢·外揣》）。

"视其外应，测知其内""有诸内者，必形诸外"，这是前人认识客观事物的重要方法。我国先秦的科学家很早就发现，许多事物的表里之间都存在着相应的确定性联系。联系是普遍存在的，每一事物都会与周围事物发生一定联系，如果不能直接认识某一事物，可以通过研究与之有关的其他事物，间接地把握或推知这一事物。同样，机体外部的表征与体内的生理功能必然有着相应关系。通过体外的表征，一定可以把握人体内部的变化规律。脏腑受邪并发生病理变化，必然会表现在外。因此，可以运用望、闻、问、切等手段，把这些表现于外的症状、体征、舌象、脉象等有关资料收集起来，然后分析其脏腑病机及病邪的性质，以判断疾病的本质和证候类型，从而做出诊断。

诊断分常见疾病诊断和证候诊断两个方面。疾病诊断简称诊病，就是对患者所患疾病加以高度概括，并给以恰当的病名。证候诊断即辨证，是对所患疾病某一阶段中证候的判断。病案，古称"诊籍"，又叫医案，是临床的写实。它要求把病人的详细病情、病史、治疗经过与结果等，都如实地记录下来，是临床研究中的一个重要组成部分，为病案分析统计、经验总结、医院管理等科学研究的重要资料。因此，临床各科都应有完整病历、病案记录。

随着医学的发展和研究的深入，人们对诊察疾病的方法提出了新的要求，如对临床表现不明显的患者，可以借助实验诊断或仪器检测的方法，从宏观到微观，从直接到间接，从定性到定量，使一部分不易为医生感官觉察的病情得以及时发现，为早期诊断及治疗提供依据。为达到中医诊断规范、统一的目的，近些年来中医界开展了病证规范化研究，统一了病、证诊断术语，制定出各科病、证诊断标准，建立了病、证诊疗体系。为保证望、闻、切诊等资料的客观性，探索性地研发了一些中医诊察的仪器设备，如脉象仪、舌诊仪、色差计等，并且陆续运用声学、光学、电学、磁学等知识和生物医学工程、电子计算机等方面的技术，进行多学科综合研究，以丰富中医诊断技术手段，并获得了一些成就。

总之，中医诊断学理论体系随着中医学的发展而不断得到充实和完善，无数医家为之付出了辛勤的劳动，同时它的发展也与当代科学技术的发展紧密结合。随着医学模式从"疾病医学"向"健康医学"的转变，以状态为中心的中医健康认知理论研究必将为中医诊断学的发展提供新的机遇和平台。

中医诊病是以中医学理论为指导，综合分析四诊资料，对疾病的病种做出判断，得出病名的思维过程。疾病是在致病因素作用下，机体阴阳失调，脏腑功能失衡，与自然、社会的协调统一遭到破坏的异常状态，每一种疾病往往具有一些共同的特点与发展变化规律。病名是对该疾病全过程的特点与规律所做的概括总结与抽象，如感冒、疟疾、痢疾、肺痈、痫病、消渴、滑胎、痛经、麻疹、夏季热、红丝疔、乳癖、脓疱疮、牛皮癣、内痔、股骨骨折、白喉、圆翳内障等都是病名。中医学中，有些疾病采用症状命名，实际上是中医整体思维的体现。对疾病做出病名诊断，是临床各科讨论的主要内容。

中医学在形成和发展的过程中，受到我国古代哲学思想的影响，形成了以象思维为特征，具有朴素的唯物辩证法思想的认识论和方法论，采用直观比较的方法从总体上看待自然界和人体生理病理的关系，构成了天人相应、神形相合、表里相关的整体观点。

要言之，中医学认为，事物之间存在着相互作用和因果联系，人是一个有机的整体，局部和全身是统一的，机体的外部和内部是统一的。因此，疾病变化的病理本质虽然藏之于"内"，但必有一定的症状、体征反映于"外"，局部的表现常可反映出整体的状况，整体的病变可以从多方面表现出来。通过审察其反映于外的各种疾病现象，在医学理论的指导下进行分析、综合、对比、思考，便可求得对疾病本质的认识。

　　本书从中医源流、病因病机、病症特点、中医辨证论治、疾病的鉴别诊断、用药方法和日常调养等方面对数百种疾病进行了科学的分析和诊断，广大读者可根据自身身体状况选择最佳治疗、预防方案。

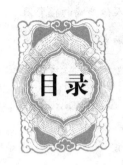

目录

上篇　相面查体知健康

下篇 中医辨证施治精解

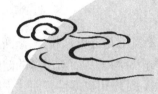

上　篇
相面查体知健康

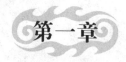

第一章

中医如何诊断疾病

对中医而言，"诊"就是诊察了解，"断"就是分析判断。"诊断"就是通过对患者的询问、检查，以掌握病情资料，从而对患者的健康状态和病变的本质进行辨识，并对所患病、证做出概括性判断。中医诊断与西医诊断既有相同之处，又有其特殊之处。

中医诊断疾病的四大方法

中医诊法是中医诊察、收集病情资料的基本方法，主要包括望、闻、问、切，即"四诊"法。

"望诊"是医生运用视觉察看患者的神、色、形、态、舌象、头面、五官、四肢、二阴、皮肤以及排出物等，以发现异常表现，了解病情的诊察方法。

"闻诊"是医生运用听觉诊察患者的语言、呼吸、咳嗽、呕吐、嗳气、肠鸣等声音，以及运用嗅觉嗅患者发出的异常气味、排出物的气味，以了解病情的诊察方法。

"问诊"是询问患者有关疾病的情况，患者的自觉症状，既往病史、生活习惯等，从而了解患者的各种病态感觉以及疾病的发生发展、诊疗等情况的诊察方法。

"切诊"是医生用手触按患者的动脉脉搏和触按患者的肌肤、手足、胸腹、腧穴等部位，测知脉象变化及有关异常征象，从而了解病变情况的诊察方法。

通过四诊所收集到的病情资料，主要包括症状、体征和病史。"症状"是指患者主观感到的痛苦或不适，如头痛、耳鸣、胸闷、腹胀等；

"体征"是指客观能检测出来的异常征象，如面色白、喉中哮鸣、大便腥臭、舌苔黄、脉浮数等。而症状和体征又可统称症状，或简称"症"，古代还有将其称为病状、病形、病候者。

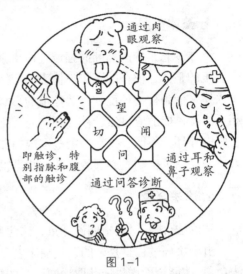

图 1-1

症状虽然只是疾病所反映的现象，但它是判断病种、辨别证候的主要依据。

"证"是中医学的一个特有概念，是对疾病过程中所处一定（当前）阶段的病位、病因、病性以及病势等所做的病理性概括。证是对致病因素与机体反应两方面情况的综合，是对疾病当前本质所做的结论。

"证"实际上包括证名、证候、证型等概念。将疾病当前阶段的病位、病性等本质，概括成一个诊断名称，这就是"证名"。如痰热壅肺证、肝郁脾虚证、脾肾阳虚证、膀胱湿热证、瘀阻脑络证等，均为证名。临床上有时又将证称为"证候"，是指每个证所表现出来的具有内在联系的症状及体征。也就是说，证候为证的外候。临床较为常见、典型、证名规范的证，均可称为"证型"。

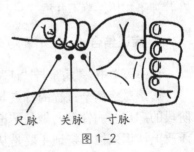

尺脉　关脉　寸脉

图 1-2

中医诊断疾病的三大原则

疾病的病情变化极其错综复杂，医生要在千变万化、纷纭复杂的表现中抓住疾病的本质，对病、证做出正确判断，除了应熟悉中医学的理论与知识外，还要遵循中医诊断的基本原则。

1. 整体审察

整体观念是中医诊断时强调整体审察的认识论基础。由于人是一个有机的整体，内在的脏腑与体表的形体官窍之间是密切相关的，整个人体又受到社会环境和自然环境的影响，当人体脏腑、气血、阴阳相互协调，能适应自然、社会环境的变化时，便是身心健康的表现；否则内外环境不能维持在一定范围内的和谐统一，便可能发生疾病。人体一旦患了疾病，局部的病变往往可以影响全身。

2. 诊法合参

"诊法合参"，是指四诊并重，诸法参用，综合收集病情资料。

由于疾病过程是复杂的，其临床表现可体现于多个方面，必须诊法合参，才能全面详尽地获取诊断所需的临床资料；再者，望、闻、问、切四诊是从不同的角度检查病情和收集临床资料，各有其独特的方法与意义，不能互相取代，故中医学强调诊法合参，正如《医门法律》所说："望闻问切，医之不可缺一。"《四诊抉微》也说："然诊有四，在昔神圣相传，莫不并重。"

3. 病证结合

在中医学中，"病"与"证"是密切相关的不同概念。

病是对疾病全过程的特点与规律所做的概括，证是对疾病当前阶段的病位、病性等所做的结论。诊病注重从贯穿疾病始终的根本矛盾上认识病情，辨证主要是从机体反应状况上认识病情。辨病和辨证，对于中医诊断来说，都是重要的。辨病有利于从疾病全过程、特征上认识疾病的本质，重视疾病的基本矛盾；辨证则重在从疾病当前的表现中判断病变的位置与性质，抓住当前的主要矛盾。正由于"病"与"证"对疾病本质反映的侧重面有所不同，所以中医学强调要"辨病"与"辨证"相结合，从而有利于对疾病本质的全面认识。

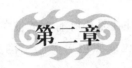

第二章
有病足先知

足部望闻问切——健康自测

中医经络学认为，连接人体五脏六腑的 12 条经脉，有 6 条起止于脚上，再加上阴维脉、阳维脉、阴跷脉、阳跷脉那就更多了，脚上的穴位也有几十个，因此，脚和身体整体的联系是很密切的，可以从这里反映出全身的气血阴阳的变化，能帮助我们诊断和治疗疾病。

人的双脚可以反映出全身各个组织器官的状态。国外有人认为，当身体病变程度达 10% 时，通过脚上的反射区便可以发现征兆；而等到人体出现自觉症状，能够被医疗仪器检测出来时，病变程度已达 70%。因此，通过双脚诊病能帮助我们早期发现病变所在，及时采取治疗措施。尤其对于心脏病、脑卒中、癌症这样的致命性的疾病，早期发现、早期诊断、早期治疗显得尤为重要。

下面是通过观察双脚来判断疾病的一些知识。

1. 足趾甲

健康人的趾甲应该呈粉红色，表面平滑，有光泽，半透明，在趾甲根部有半月形的甲弧。当身体有疾病的时候，可以反映在脚趾甲上。

（1）趾甲苍白的人可能贫血。

（2）趾甲灰白的人可能有甲癣，也可能是脑血管病。

（3）趾甲半白半红的人可能有肾病。

（4）趾甲常呈青色的人可能是心血管病患者。

（5）趾甲发黄多见于肾病综合征、甲状腺功能减退、黄疸型肝炎等疾病。

（6）趾甲呈紫色往往是心肺有病的征象。

（7）趾甲变成蓝色或黑色可能是甲沟炎或服用了某些药物造成的。

（8）趾甲变得不平、薄软、有纵沟甚至剥落，说明可能是营养不良。

（9）趾甲横贯白色条纹的人，要警惕慢性肾炎或铅中毒。

（10）趾甲呈汤匙型的人，易患结核病，同时也可能是甲癣、钩虫病、甲状腺功能亢进。

（11）趾甲增厚的人，可能患有肺心病、银屑病、麻风、梅毒、外因性瘀血等病。

（12）趾甲扣嵌入肉或呈钩状的人，通常肝气郁滞，可能会有多发性神经炎、神经衰弱或脉管炎等症。

（13）趾甲凹凸不平的话，可能是肝肾有慢性疾患。

（14）趾甲动摇脱落的人，可能患有肝病。

（15）趾甲易变形脱落是静脉炎的表现。

（16）趾甲青紫透裂，直贯甲顶，常为中风先兆。

（17）足趾、趾甲变形提示头部和牙可能有疾患。

2. 足趾

（1）足大趾趾腹发紫，说明大脑缺血、缺氧；有黑斑点，可能胆固醇偏高；如为暗红色，多为血脂偏高；呈暗紫色，提示患者脑血管有疾患，可能是中风的预兆。

（2）足大趾有出血点，可能有脑血管病变。

（3）足趾麻木，可能为心脑血管疾病的表现。

（4）足趾趾腹丰满，根部相对较细，提示食欲较旺盛。

（5）足趾的趾腹或趾根部位长出茧子，提示相应部位的功能受损。如足小趾趾根长茧，说明可能眼睛有问题，比如白内障、花眼、飞蚊症等。

（6）双足大趾干瘪无力者，说明这个人可能长期患有神经衰弱、失眠等神经系统疾病。

3.足体

（1）如果脚掌皮肤颜色发青，可能是气滞血瘀或外伤、静脉曲张，也有可能是中风先兆等。

（2）如果脚掌皮肤颜色发红，以实热证、炎症居多，发烧时也可能出现此现象。

（3）如脚掌皮肤颜色苍白，为虚寒证，也可能是肺气虚。血液系统疾病可见此现象。

（4）如脚掌皮肤颜色发黑，为疼痛、瘀血，多见于脉管炎病人。起初多出现足趾发黑，即足趾皮肤或肌肉发黑症状，轻则为深红色，重则紫黑色。

（5）如脚掌皮肤颜色发黄，则肝炎、湿热、脾病居多。

（6）足部出现青绿色，是血液循环不良，表现为血黏稠度高，酸度高，血管弹性差。

（7）足部出现黄咖啡色、紫红咖啡色，应及时去医院进一步检查，看是否有恶性肿瘤。

（8）足部出现血点或瘀斑意义甚大，尤其出现在十个脚趾与心、肾、肝、腹腔神经丛等反射区，都对相应的器官有判断价值。出血点和瘀斑颜色为暗红色，压之不褪色，一般不高出皮肤，常见于出血性疾病或流行性脑膜炎。陈旧性出血点或瘀斑呈青紫色或棕褐色。所以，由颜色的不同，可推测出是目前发病还是过去发过病。中老年人足部瘀血一般来说可能与血栓闭塞性脉管炎有关。

除了用眼睛看以外，还可以用手来摸双脚，有病的器官与组织的相应反射区对痛觉敏感度明显高于其他无病部位的反射区，可以由此找出有问题的脏腑器官。

在检查的时候，和足部按摩的顺序一样，先检查患者的心脏反射区。手法宜先轻后重，如果仅用轻手法但患者却感到剧痛而不能忍受，说明心脏有严重问题，应停止使用有痛诊断，以免在进行中发生意外。如患者心脏无严重问题，接着可从左脚的肾上腺、肾、输尿管、膀胱四个反射区开始，按足底—足内侧—足外侧—足背的顺序，将所有反射区按摩一遍，然后再从右脚的肾上腺、肾、输尿管、膀胱四个反射区开始，按同样顺序按摩一遍。并记录下对痛觉敏感异常的反射区，这样就可以找出身体的什么部位有问题了。

需要注意的是，在这个过程中，反射区的位置要找准确，力度的大小要适当。也就是说要做到因人而异、因部位而异，比如说有的患者脚部皮层较厚，对痛觉不敏感，施力可以稍重些；但有的患者病情较重，对痛觉很敏感，施力就应当轻些；有的反射区敏感点在皮层深部，用力可重些；如果是在皮肤娇嫩的部分，用力可轻些。力度要均匀，不能过轻过重，或时轻时重，这样都会影响检查的准确性。

术者在按摩过程中应集中精神，注意体会手下的感觉，随时询问患者的主观感受，并观察患者的反应，加以比较，有时需要左脚与右脚相关反射区对比。经过反复对比，再加上望问闻切的结果，才能最后做出判断。例如糖尿病患者会出现双足胰反射区的压痛异常，但仅仅根据胰反射区的压痛异常，是不能说明其患有糖尿病的，因为胰腺本身的病变也可以使胰反射区压痛异常。这时可结合小腿内侧坐骨神经反射区中部的病理结节，以及患者的一些其他体征来做判断。

根据足反射理论，脚上反射区所出现的变化或异常，说明相应组织器官存在病变。而组织器官的病变轻重不同或症状不同，在反射区所出现的变化也不同，有时在皮下可摸到颗粒状或块状的结节，或条索状物，或有气泡的感觉或水流动的感觉，或有脚型和皮肤颜色的变化，等等。根据这些变化，可推断相关器官（或部位）的健康情况。

脚部异常情况列举：

（1）有些脏器摘除患者，在相应反射区内会有凹陷出现。

（2）胃肠病患者在相应反射区内可在皮下摸到颗粒状小结节，十二指肠溃疡患者在十二指肠反射区皮下可摸到条索状物。

（3）子宫、卵巢如有病变，触摸相应反射区会有水流动的感觉。

（4）小腿内侧坐骨神经反射区的中段皮下如有结节，提示可能有糖尿病。

（5）心脏有疾病的患者，在心脏反射区可有明显的结节。

（6）脏器如有肿瘤，在相应反射区皮下有时可摸到小硬块结节。

（7）泌尿生殖系统如果有问题，可以在双足第5足趾趾腹出现硬化，或趾根部外侧长出肉块。

（8）脊椎有损伤史的患者，可在反射区的相当部位如皮下骨骼处摸到类似骨质增生的结节或条索状物。

（9）足部反射区的鸡眼，往往表明相对应的器官有慢性病。

（10）因车祸受伤者，在事发的10～24小时后，如在足部反射区出现瘀血状的蓝色斑点或蛛网状斑纹，提示所对应的脏器可能受了内伤。

总之，不同的反射区，不同的病变出现的病理特征也有所不同，不能一概而论，需要结合自身的其他症状和体征，做出综合判断，从而得出结论。

运用足部反射区健康法来检查诊断疾病，除了前述的可以早期发现病征之外，还有简单易行、迅速准确等优点。但我们也应该了解，由于这种检查方法是根据反射区对痛觉的敏感度或其他病理体征来做判断的其结果很大程度上取决于术者的个人经验及患者的个体差异性，很难做到百分之百的准确，难免出现错诊、漏诊等情况。而且这种检查，只能提示某一脏器存在问题，还不能确切知道是什么病，对病变程度也不能给出定量的分析结果，只能作为一种辅助诊断方法，而不是确诊。因此，当在检查足部反射区发现异常时，建议患者最好到医院进一步检查，以明确诊断，了解病情。

没病，走两步

小品《卖拐》一经播出，立即传遍大江南北。其中，赵本山的一句"走两步，没病走两步"，也成为经典台词，被大家多处引用。确实，从走路可以看出身体到底有没有病。在这里，我们也要借这句话，和大家聊聊健康与腿脚的问题。

走路时所表现的姿态，在医学上被称为步态，从人的步态可以看出人得了什么病。

（1）保护性跛行。走路时，患侧足刚触地健侧足就赶快起步前移；健足触地时间长，患足触地时间短；患腿迈步小，健腿跨步大；患腿负重小，健腿负重大。这种保护性跛行，多见下肢受伤者。

（2）拖腿性跛行。走路时，健腿在前面，患腿拖在后面，患肢足前部着地，足跟提起，表现为拖腿蹭地跛行，可见于儿童急性髋关节扭伤、早期髋关节结核或髋关节骨膜炎等。

（3）间歇性跛行。开始走路时步态正常，但走不了多远，甚至仅走几十米，患者就因小腿后外侧以及足底出现胀麻疼痛而被迫停下来，需蹲下休息片刻，待症状缓解后再重新起步。走路的时候走走歇歇，所以称为间歇性跛行，常见于腰椎管狭窄症、坐骨神经受累以及血栓闭塞性脉管炎，局部供血不足的患者。

（4）摇摆步态。走路时，患者靠躯干两侧摇摆，使对侧骨盆抬高，来带动下肢提足向前行进。所以每向前走一步，躯干要向对侧摆动一下，看上去好像鸭子行走，所以又称"鸭行步态"，常见于孩子先天性髋关节双侧脱位、佝偻病、进行性肌营养不良、严重的"O"形腿，以及臀上神经损害患者。

（5）高抬腿步态。走路时，患腿高抬，而患足下垂，小跨步跛行，如跨越门槛之状，所以又称"跨越步态"。形成此步态，主要是由于小腿伸肌瘫痪，足不能背伸而成下垂状态，为避免走路时足尖蹭地而有意识将腿抬高。常见于坐骨神经与腓总神经麻痹或外伤等。

（6）足跟步态。走路时，以足跟着地，步态不稳，使躯体表现为轻轻左右晃动，足背伸、足弓高。胫神经麻痹、跟腱断裂、遗传性共济失调等患者可出现此种步态。

（7）画圈步态。走路时，表现为患腿膝僵直，足轻度内旋及下垂，足趾下勾。起步时，先向健侧转身，将患侧骨盆抬高以提起患肢，再以患侧髋关节为轴心，直腿蹭地并向外侧画一半圆前走一步。由于重心转移有困难，则转移很短促，又形成明显的跳跃步行，从侧面看，还会发现患者的头部交替向前方探出，因此称为鸡样步态或鸽样步态。由于多见于下肢痉挛性偏瘫患者及卒中后遗症患者，所以又称"偏瘫步态"。

（8）慌张步态。走路时，身体前倾，起步困难，步距小，初行缓慢，越走越快，多见于帕金森氏病、脑动脉硬化、脑肿瘤、头部陈旧性外伤等。

（9）醉汉步态。抬脚缓慢，落地如跺脚，上肢前后摇晃，步态欠稳，不能走直线。因步态不稳，步态蹒跚，站立时身体摇晃，形似喝醉状，因此被称为"醉汉步态"，主要见于小脑或前庭疾患。

（10）剪刀步态。由于双下肢肌张力增高，尤以伸肌内张力增高明显，行走时双腿僵硬，下肢内收过度，两腿交叉呈剪刀状，此步态多见于双侧大脑或脊髓的病变，如脑性瘫痪、截瘫等患者。

（11）踏地步态。行走时步距小，移动距离短，看似在踏步的样子，常见于多发性神经炎、髓型颈椎病以及脊髓痨等患者。

（12）公鸡步态。站立时两大腿靠近，而小腿略分开，行走时常脚尖踏地，看上去似跳芭蕾舞的样子，多见于脊髓病变，如脊髓灰质炎、截瘫等。

人体在走路的时候不但可以反映出下肢的疾患，而且可以反映出中枢神经系统的疾病。也就是说，和行走有关的组织器官的病变，都可以通过走路有所表现。因此，要想知道有没有病，就走两步试试，一看就知道。

老爱双脚侧立，性器官可能有问题

中国有句老话，叫"站有站相，坐有坐相"，练武的人则更为讲究，要求"站如松，坐如钟，行如风"。但是，大多数人都会说，我怎么舒服就怎么站着吧。比如说，有的人坐着的时候总让人感觉他不好好坐着，脚那么不老实，总爱侧立，你要是问他，他就会说："我就这样舒服。"

这是怎么回事呢？怎么会有人把脚侧过来才感觉舒服呢？其实这是身体里面出了问题，它提示我们要对体内的生殖器官做保养了。尤其是一些女性，不管是站着还是坐着的时候，都爱把脚侧立着，如果出现这种情况，就说明子宫或者卵巢出了问题。如果是单侧脚侧立，说明是同侧的卵巢的问题；如果双脚侧立，那就说明两侧都有问题。如果是男性出现脚总爱侧立的问题，那就说明他的前列腺可能出现了问题。

这样的女性，一般会有月经失调，经期或提前或延后，经量或多或少，颜色或淡或黯，常常还有痛经、头痛等其他症状。此外，仔细观察一下她的皮肤，会没有光彩，可能还会过早地出现皱纹或者斑点，大便也多半不那么畅快。

这样的男性会有什么表现呢？男性可能会出现小便不畅快，想去厕所，但是站在那里又尿不出来，或者小便中混有血丝，或者小便中混有白色的东西，或者排尿的时候有疼痛的感觉，有的小便后还会有尿点滴不尽，有的甚至一点儿尿都尿不出来，有的可能还会伴有阳痿、早泄、遗精等问题。

其实，对于每一个男性或者女性来说，前列腺或子宫等生殖器官都或多或少会有一点问题。这不是什么大不了的事。关键是大家应该学会发现问题，并解决问题。

建议大家没事儿的时候，多摸摸自己脚上的子宫、前列腺反射区，这个反射区就在双脚的内踝到脚后跟的这片区域，对女性来说就是子宫反射区，对男性来说就是前列腺反射区。一般子宫或者前列腺有毛病的人，按这个区域都会有疼痛的感觉，严重的摸上去手底下还会有疙瘩或者颗粒感。每天用大拇指往下推36下，便可以起到保健的作用。

要是女性朋友觉得自己手上没劲儿的话，可以每天晚上泡脚或者躺在床上的时候，用两只脚的后跟互相搓，刺激子宫的反射区5分钟，不费多大事儿，在洗脚的时候就把问题解决了。

对于男性来说，前列腺增生或炎症是比较常见的问题。这和平时对前列腺的反复刺激有关。前列腺有毛病的朋友，平时要多揉揉脚上的腹腔神经丛、肾、输尿管、膀胱、肾上腺、生殖腺、前列腺等反射区，如尿等待、尿不尽、尿有余沥、尿频等症状，都会很快得到缓解。刚开始揉的时候，这些部位，尤其是前列腺反射区，可能会比较疼。但是只要坚持几天，慢慢把疼痛点揉搓开了，这些问题就会慢慢消失。

　　平时还可以顺便揉揉脚后跟中央的生殖腺反射区、踝关节内侧前方的盆腔淋巴结反射区、内踝后下方的子宫颈反射区、足跟内侧的阴道、阴茎、尿道反射区，以及足跟外侧的生殖腺反射区。这些反射区与子宫、前列腺反射区的位置很近，平时按摩的时候，顺带着揉揉就可以，这样可以更好地保养生殖器官，减缓衰老。

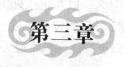

第三章
观测身体的气象站

让你轻松学会手诊

大家一定在街头看见过算命先生，在地上铺一张发黄的纸，或者是发黑的布，上面写着"麻衣神相"，告诉你前知五百年，后知五百载。相信现在上当的人已经不多了，都知道这是骗人的。这里我们要告诉大家的是如何通过看手来看健康，这可不是骗人的把戏，人体的双手的确可以透露身体的秘密。

手不仅通过皮、脉、肉、筋、骨与肢体连接，而且根据中医理论，手指位于人体的末端，是手三阴经和手三阳经经脉气血交接的部位，而全身经络气血的运行"如环无端"，不论哪个环节出了问题，都会影响到其他脏腑。当人体受到外邪侵袭或饮食起居失节、生理的相对平衡被打破而处于病态时，经络与腧穴有传递病邪的作用。因此，临床上有些病证可以通过手部腧穴出现的压痛或异常感觉反映出来，通过手的气、色、形态，也可以辨别疾病的所在。

在手诊的时候，要从以下几方面入手。

1. 望虎口脉络

虎口脉络即小儿食指络脉，在古书里称此脉络为指纹，三岁以下的孩子诊脉很困难，所以常以指纹代替，主要观察的是小儿食指掌面靠拇指一侧的浅表静脉。指纹分风、气、命三关，手指第一节以上为风关，第二节为气关，第三节为命关。观察的时候，医生要用右手拇指从下向上推小儿食指，来观察脉络主病。《幼幼集成》中记载有：浮沉分表里，红紫辨寒热，淡滞定虚实，三关测轻重。正常指纹，黄红相兼，隐现于风关之内。指纹浮现明显者，多为表证；指纹沉而不明显者，多为里证。色鲜红者，多外感风寒；色紫红者，多为热证；色青者主风、主惊、主痛；色紫黑者，多为血络郁闭，病情危重。指纹细而浅淡者，多属虚证；粗而浓滞者，多属实证。指纹显于风关，表示病邪轻浅；过风关至气关者，为邪已深入，病情较重；过气关达命关者，为邪陷病深；若指纹透过风、气、命三关，一直延伸指端者，中医称其为"透关射甲"，说明病情危重。

2. 观察指甲

中医认为指甲为筋之余，肝主筋，通过看指甲不仅可以测知肝胆病，还可以反映全身的其他情况。正常人体应气血充足，经脉流畅，这时指甲应该色泽淡红，平滑光亮，以手压之，放松后血色立即恢复。如果指甲苍白无华，为肝血不足、脾肾阳虚的表现。指甲乌黑，说明体内有瘀血而且伴有疼痛的症状。如果指甲看上去很红，说明身体里面有热；红而紫主热毒炽盛，或有风湿；红紫且暗或绛色为热病伤阴，多发生在热病后期。如果指甲呈黄色，多为湿热熏蒸造成的，见于黄疸患者；黄色色泽鲜明表示预后较好，黯滞者，一般生病比较久，为阴黄。青色的指甲多见于寒证和瘀血者；久病而见指甲发青，提示预后不良。

3. 望鱼际络脉

鱼际为手掌大拇指本节后肌肉之丰满处，也就是我们常说的大鱼际。手太阴肺经循行于此，为寸口脉的延续。鱼际部的望诊主要观察其颜色，青黑多为寒凝或有疼痛；黄赤多热；淡白无华多血虚，可见于贫血患者；如果这里发青也可能是有腹泻或便秘。

4. 察五指形态、色泽

健康人五指丰满、圆润、有力，长短比例适当。拇指应当圆而长，比较强壮。食指圆秀强壮，而且外形直。中指圆长健壮，三个指节等长。无名指圆秀挺直。小指细长且直。

指尖呈四方形，指形粗壮饱满，掌肌丰满发达，这叫作方型指。这种指型的人，身体抗病能力较强，一般较健康，患病后易于康复。

手指细长，指关节粗大，形如竹节，称为竹节型指。此型人一般体质较弱，易患消化系统疾病。

手指圆长，尖细，形似圆锥。此型人一般健康状况尚可，有的人易患胸肋部及胸腔内的疾病。

指端形如鼓槌，指根相对较细，掌肌瘦弱，属于杵状型指。这样的人多患有血液循环系统或呼吸系统慢性疾病。

混合型指：5个手指形态各异，对疾病的抵抗能力较强。如果指端呈汤匙型，多提示患有糖尿病或高血压。

5. 切合谷、阳溪动脉

合谷穴和阳溪穴都属于手阳明大肠经，阳明为多气多血之经，摸这两个穴位的搏动，也可以帮助诊断全身的气血，尤其是胃与大肠的气血情况。一般来说，如果浮数有力，多为体内有热，气血旺盛，属实证；如果细小无力，说明身体气血虚弱。具体来讲，这两穴处的动脉搏动浮大，主面瘫、牙齿肿痛、咽喉痛等；合谷、阳溪的动脉沉，主腹痛、泄泻、便秘等；合谷、阳溪的动脉数，主唇口干燥、肛门灼热、大便秘结等；合谷、阳溪的动脉迟，主腹部疾病，如肠鸣、大便稀溏、完谷不化等；合谷、阳溪的动脉实，主肠痈、腹痛拒按、肠风下血等。

6. 切劳宫动脉

劳宫穴在我们的手掌心，属于厥阴心包经，通过切按这里的动脉，主要可以了解心神的情况。如果劳宫动脉浮者，多有胸胁支满、肘臂挛急、丹毒等；劳宫动脉沉者，多有胸痹心痛、心悸等；劳宫动脉数者，多主心烦、心中痛、掌中热、目黄等；劳宫动脉迟者，多主心痛、心下痞、心中寒冷等；劳宫动脉虚者，多主心下空虚、怔忡、失眠等；劳宫动脉实者，多有神昏谵语、喜笑不休等。

7. 手掌辨病症

健康人手掌呈淡红色，色泽光润，手掌肌肉富有弹性。假如手掌发白，提示肺部出现疾病；手掌晦暗无华，提示肾脏有病变；手掌呈黄色，提示肝脏有病；手掌呈深红色，提示心火过盛；手掌发青发绿，提示患有脾胃病或贫血；手掌大小鱼际出现片状红赤，为肝掌，多提示患有慢性肝炎、肝硬化；手掌呈土黄色，双侧掌指黧黑，提示可能患有癌症；掌心冒汗，提示可能为神经衰弱，或精神过度紧张；掌心出现瘀血状紫色，掌心肉软，缺乏弹性，手压后迟迟不平复，为危急信号，提示心肾功能衰竭。如果自己觉得手心发热而摸上去并不烫手，提示体内阴津不足，阴虚火旺。

上面这些内容只是在手诊的时候需要观察的内容，以及常见情况和可能出现的问题，后面还会详细介绍指甲、手指、手掌、手纹的情况，帮你进一步来了解自己的身体状况。

防病从看手、摸手开始

前面我们已经讲过了，从看手、摸手就可以诊断疾病，正常情况下，双手呈淡红色，而且红润有光泽，富有弹性，说明身体机能良好。

双手暗而枯燥，多数是久病之人、危重病人、身体极度虚弱的人，也包括各种癌症晚期的病人。出现这种偏暗掌色的人，说明肾气已经非常虚弱了，选择性平或者性温的食物，少量多餐。等到身体的阳气逐渐恢复，双手的颜色也会逐渐趋于正常。

双手过于红润光泽，则说明营养有点儿过剩了，血脂、血糖、血黏度可能会偏高。手掌出现这种颜色，一是少吃各种辛辣、上火的温性食物如辣椒、葱、姜、蒜、羊肉、鱼、虾，不要吃油炸、油腻的食品；二是不要吃补气的人参、黄芪等，要吃性平的食物。只要体内的火热没有那么旺了，手的颜色也就会逐渐恢复正常了。

双手偏白，意味着身体气血不足，比较虚弱，这样的人很容易受凉感冒，因此平时要注意保暖，多吃温性的、易消化的食物，随着身体气血的充盈，手掌的苍白会逐渐消失，慢慢变得红润起来。

平时吃饭不规律，经常饥一顿饱一顿的人，他们的手掌颜色多数偏黄，说明这类人身体内血少、气少，同时也说明这类人胃肠对营养的消化吸收能力也弱。手掌颜色偏黄的人，一定要注意对胃肠的保护，吃饭要定时定量，不要吃那些过硬、过黏、过冷、过热的食物，这样才能保护好胃肠。

以全息疗法为基础，通过观察特定的反应区，我们能看出身体某部分出现了什么状况。

肝脏手诊部位呈较重的暗红色、暗紫色，并伴有凸起的微小血管显露，这可能是肝硬化的表现；胃、肠相应手诊部位有一个或数个圆形斑点，这提示有胃或

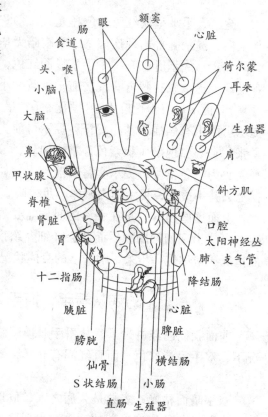

图 3-1　手掌面代表人体前面，对应人体的头、肩以及胃、肠、肾等五脏六腑病理区域

肠的溃疡；如果某个反射区有暗黄色、暗棕色凸起的斑点，这提示相应部位有慢性炎症；如果某反射区有白色或黄色的凸起斑点，有时呈椭圆形，边界清楚，可能在相应部位有肿瘤，应该引起重视。

手瘦的人，身体也一定瘦。出现这种情况，和常年消化不良有关。如果手指间出现漏缝，提示消化功能虚弱。人胖，手自然也会胖，这是正常现象。但如果人瘦手胖就有问题。手胖，首先要看手是不是水肿。如果是水肿引起的，首先要检查肾脏和心脏。假如是因为脂肪堆积引起的手胖，手指都被挤得不漏缝，就要考虑这个人是不

是有高血压和高血脂。还要记得在大小鱼际上压一下，看会不会有深深的凹陷。如果这个凹陷迟迟不消失，说明心肌有缺血现象，微循环不好，要吃一些补养心脏的药，还要注意不要过于劳累和激动。如果手胖的同时还有掌色发红，就要赶紧检查血压，还应防中风。

在知道身体出现了什么样的问题之后，接下来我们应该做的，就是用按手来预防疾病。

方法：牙签、笔头等作为刺激物，或左右手交互刺激；全掌刺激则以双掌用力拍打、拍红。

选择方法：通常来说，单种疾病或疼痛性疾病，可选择刺激手掌上与之对应的部位，多种疾病则全掌刺激。

时间：每次 15 ~ 30 分钟。

禁忌：手部有外伤、皮肤病、各种严重出血、冠心病、心衰的病人，及妊娠妇女、月经期不宜。

这种拍手疗法，可以刺激手上的腧穴经络，以及反射区，从而使身体得到刺激信号，调整内在组织器官的功能，使其恢复正常，从而逐步改善身体状况。

没有牙签等刺激物的话，也可以直接用手指揉搓、点按手上的腧穴、反射区等，来达到刺激的目的，同样是有效果的。

平时还可以做做手部体操，不仅能纤细手指，锻炼手臂，更能轻松健大脑，同时拥有健康、美丽与智慧。

（1）指尖用力向前伸直，保持几秒后收回，用力握拳。反复做 8 ~ 10 次。

（2）手臂伸直，手背面对自己，一只手把另一只手的手指向后掰动，胳膊和手指不要弯曲，坚持 10 秒，两手交替进行。

（3）手臂伸直，手掌向上，一只手抓住另一只手的指尖向下掰动，坚持 10 秒，放松后换另一只手。

有了这些防病治病的好方法，你就可以在家轻松享受健康了。

第二掌骨会最直观地告诉你身体的好坏

第二掌骨全息反射区是人体最重要的一个反射区，它是由原山东大学全息生物研究所所长张颖清教授发现的。通过触诊来诊病，首先就要摸这个人的第二掌骨。这不同于其他的面诊、舌诊、耳诊、手纹等，这些都是针对一个个具体的脏器，而当摸到第二掌骨的时候，一个人的整体状况及身体本质就会全部清晰地显现在医者面前。

一般是这样来判断的，沿着食指指背的根部轻轻往下推至靠近腕部，就能非常清晰地摸到一根很硬的骨头，这就是第二掌骨。在这根骨头上，分别对应着全身的重要脏器，简单地说，头穴与足穴连线的中点是胃穴，胃穴与头穴连线的中点是肺心穴，肺心穴与头穴连线分3等分，从头穴端算起的中间两个分点依次是颈穴和上肢穴，肺心穴与胃穴连线的中点为肝穴。将胃穴与足穴的连线分6等分，从胃穴端算起的5个分点依次是十二指肠穴、肾穴、腰穴、下腹穴、腿穴。

根据第二掌骨所对应的位置去找，看看全息反射对应的是哪个脏器，一摸就知道是哪个器官有病了，而且在这些凸起的地方使劲按压，马上会感到非常疼痛。得病时间长短不同，在骨头上的凸起是不明显或者明显，一边感知一边按压一边往下推，如果某处有明显的麻、胀、重、酸、痛的感觉，就代表此处对应的脏器有病。同时两个手的第二掌骨都要摸，当左手第二掌骨穴位的压痛感较右手的相同对应点强时，表明左侧的病重或病在左侧。当右手第二掌骨骨侧相应穴位压痛反应较左手的相同对应点强时，表明右侧的病重或病在右侧。

触摸一个人的第二掌骨，如果这根骨头上没有多余的肉，没有疙疙瘩瘩的凸起与凹陷，骨质很强硬，说明这个人小的时候身体锻炼做得不错，而且现在身体素质也很棒。如果是这一类的人身体出现了不适，那么就会知道他身体的底子很好，所以他身上的症状只是外在的因素对身体造成了干扰，例如抽烟、喝酒、夜生活不规律等。也有可能是最近工作比较忙，严重缺少睡眠。所以这个时候只要提醒他排除这些不良的干扰，同时给予一些饮食和按摩的调理，多进行一些室外的有氧运动，那么身体的不适很快就能纠正过来。

　　如果感觉第二掌骨骨头上到处疙疙瘩瘩的，说明这是一个从小多病的人。这样的人如果身体出现了不适，先不要管是哪里病重，哪处病轻，都要去调理脾胃的功能，不仅要安排好营养丰富的一日三餐，还要将食物尽量做得软、细、烂，以便于更好地消化吸收。除了这一日三餐，每天晚上临睡前还要用热水泡脚，通过足底的反射，来增加血液的循环。只有及时地补足气血，将脾胃的功能调理好，其他的疾病得到更好的治疗，这也是这种人治疗疾病的根本方法。

　　平时多散散步，在睡觉前做一些简单的能够帮助睡眠的按摩，如耳部的按摩，梳梳头，拍拍肩膀，将气血往上提升，这对身体虚弱的人是最实用的。慢慢地，气血补足了，睡眠好了，许多毛病都会在不知不觉中慢慢地消失。其实并没有单独去治哪个病，而是提高了身体各个方面的素质，增强了对疾病的抵抗力。只要将这样的按摩以及保养方法坚持下去，就能够保持健康。

　　更多的人还是介于以上两者之间，第二掌骨的骨头摸上去还算清晰，但仍会摸到一处或几处的凸起。这些人的体质都是中等的水平，所以平时既要注意脾胃的调养，也可以适当地运动，将各种不同的方法结合在一起最好。

　　想要了解第二掌骨的初学者最好先找对一些身体健康的年轻人，摸一下他们的第二掌骨，再找一些老年人摸一下，然后去找体弱多病的人去摸，慢慢地就能体会到不同的体质特点，然后根据不一样的疾病，去找第二掌骨的压痛点，反复揣摸。

　　这种最简单的诊病法很容易学会，这时再去学其他的诊断方法，如手诊、耳诊、面诊等进行综合判断，就更准确了。第二掌骨骨质的软硬，与人在骨骼发育时期的体育锻炼有很大的关系，那些爱运动的人骨质都很强硬，但不同地域的人的第二掌骨也有很大区别。在南方，很少能摸到强硬的骨头了；而在北方，长年日照充足，利于钙的吸收，从而使人的骨骼变得强硬。

　　第二掌骨反射区还有一个非常实用的好处，就是不但能诊病，而且还能治病。只要摸到自己的第二掌骨处有压痛或有凸起，就说明身体相应的部位有病，那么可以经常按一按、揉一揉此处。但是不要用拇指的指腹去按压，因为这个反射区的区域比较小，用手指指腹按压时面积太大，不容易按准。要用拇指指尖处去拨，这样刺激的力量集中，还可以用硬物的钝处去按压有痛点的部位，都能起到很好的效果。

如果突然胃疼，就在第二掌骨的中点按压100下，左右手都要按，很快胃就不痛了。常对着电脑的人要是颈椎不舒服，随时点压第二掌骨部对应颈椎的穴位，可以缓解头痛。如果患有妇科病，可以按压第二掌骨上腰、下腹的穴位，每次最少也要上百下，还要有足够的刺激量。血压高的人，可以在第二掌骨处从头穴往足穴推，两只手各推200次后就有明显的降压作用，但是一般仅用于应急。

十指连心——透过手指看健康

从中医的阴阳理论来讲，人的一只手就是一个阴阳俱全的小宇宙，手掌为阴，手背为阳，五个手指刚好是阴阳交错。另外，手指一般代表头，手掌一般代表内脏，手背一般代表背部。

1. 看手指

（1）拇指：关联肺脾，主全头痛。

指节过分粗壮，说明气有余，气有余便是火，心情偏激，易动肝火；扁平薄弱，体质较差，神经衰弱；拇指指关节缝出现青筋，容易发生冠心病或冠状动脉硬化；拇指指掌关节缝的纹理杂乱，容易发生心脏疾病；拇指掌节上粗下细者吸收功能差，身体一般较瘦弱；上细下粗者则吸收功能好，减肥较难；拇指中间有横纹的，吸收功能较差，且横纹越多对人的干扰越大。

（2）食指：关联肠胃，主前额痛。

正常的指尖应该是越来越小，如果相反则是吸收转换功能比较差；如果食指很清白、弯曲、没有力，一般是脾胃的功能弱，容易疲劳、精神不振；如果在食指根部与拇指之间有青筋，则要注意会有肩周炎的隐患。

（3）中指：关联心脏，主巅顶痛。

中指细且横纹较多，说明生活没有规律，往往提示心脑血管方面的疾病；中指根部有青筋要注意脑动脉硬化，青筋很多，有中风倾向。

（4）无名指：关联肝胆、内分泌，主偏头痛。

无名指太短说明先天元气不足。如果无名指太细，苍白瘦弱，肾脏与生殖系统可能出了问题。太粗也不好，可能潜伏着神经系统疾病。

（5）小指：关联心肾，主后头痛。

小指长且粗直比较好，一定要过无名指的第三个关节或者与第三关节平齐，如果小于第三关节或者弯曲，说明先天的肾脏和心脏都不是很好；如果小指细小且短，女性很容易出现妇科问题，如月经不调等；如果小指特别小，生育功能会出现障碍，男性则容易出现肾亏、腰酸胫软等；如果其他四指都非常好，就是小指不好，说明先天不足。所以人的身体素质的保养关键也要看小指，平常应多揉小指。

2. 观指形

（1）指的强弱。哪个手指比较差，就说明与其相关联的脏腑有问题。

（2）指的曲直。手指直而有力，说明这个人脾气比较直，而我们经常说的"漏财手"，则是消化和吸收系统不好。

（3）指的长度。手指细长的人多从事脑力劳动，手指粗短的人多从事体力劳动。

（4）指的软硬。拇指直的人比较自信，但容易火气盛，拇指弯的人容易失眠多梦。

（5）指的血色。手指颜色较白说明气血不足，身体瘦弱，手脚比较怕冷；较红的人说明血气充足，但太红反而血气不畅，人容易疲劳；手指头自我对比特别红说明这个人特别累，而且血黏稠度高，血脂高；红得发紫发黑说明脑动脉供血不足，易心肌梗死，非常危险；如果整个手掌都发暗、没有血色，就要注意肿瘤的问题，手指中间特别青的人说明消化功能非常差。

了解了这些，先看一下你的手指，然后对照自己身体经常出现的一些症状，如此手诊，是不是很有道理呢？

指甲上的半月形——人体疾病的报警器

别小看我们手指甲上那小小的半月形，它可是人体疾病的报警器。手指端是人体的末梢，如果人体气血旺盛，能够到达指端，形成这个指甲根部发白的半月形，就说明身体健康，精力充沛。因为它能反映出身体的健康状况，所以也被称作"健康圈"。又因为它如同太阳升起在地平线上，所以，还有一个很形象的名字叫作"小太阳"。

一般情况下，健康人的大拇指的半月形应占到整个指甲的1/4，食指、中指、无名指这几个手指上的半月形应占整个指甲的1/5～1/6，小指的半月形多半没有，如果半月形大反倒是属于不正常。半月痕以奶白色为好，越白越好，表示精力越壮。

一个人手指甲上的月牙如果弧度大、光泽好，就表明此人的气血比较旺盛；如果月牙变小或逐渐消失，说明人体的气血衰退，身体状况不如从前。中医认为肝藏血，其华在爪，说明肝血的盛衰可影响爪甲的枯荣。从西医角度来讲，心脏是人体的发动机，血管就是能量管道，如果哪个环节出了问题，血液的运行就会受到影响，作为末梢的指甲肯定是首当其冲，最先发生病变。一般来说，手指甲上有白月牙的人心气足，血脉循环比较通畅；白月牙比较小的或是根本没有的，心气则要弱一些，血循环可能不是很好。

有人认为指甲上的半月痕是阴阳经脉界线，是人体精气的代表。如果阴阳失去平衡，就会导致半月痕的过大或者过小，甚至消失。半月痕的状况，可以显示出人体健康状况的信息。

1. 不正常半月痕的三种类型

（1）寒底型——半月痕越小越寒，无半月痕为寒型。半月痕越小，表示精力越差，体质越寒，也就是免疫力弱。这种人一般脏腑功能低下，气血运行迟缓，容易疲劳、乏力、精神不振、胃肠吸收功能差、面色苍白、手脚怕冷、嗜睡、容易感冒，慢慢就会精力衰退、体质下降，甚至引起痰湿停滞、气滞血瘀。夜生活、性生活过多，半月痕也会消失。如果半月痕突然晦暗、缩小、消失，往往会患有消耗性的疾病、肿瘤、出血等。

（2）热底型——其半月痕都大于指甲的1/5，或小指也有半月痕者，均属热型。半月痕大，表示人体内阳气较旺盛，脏腑功能强壮，身体素质较好。但如果半月痕面积过大，则是阳气偏旺，这类型的人脏腑功能比较亢进，可见面红目赤、烦躁易怒、便秘、口干、食量大、不怕冷、好动，甚至会得高血压、糖尿病、中风等疾病。

（3）寒热交错型——凡半月痕的边界模糊不清、颜色逐渐接近甲体颜色者，属寒热错杂型。初期：半月痕边缘开始不清，如放光芒状；中期：半月痕开始缩小；后期：半月痕逐渐减少并消失。

2. 半月痕的颜色提示身体的状态

（1）奶白——表示正常，这类人精力强壮，体质好，身心健康。

（2）灰色——表示精力较差，影响到了脾胃的消化吸收功能，容易出现贫血，疲倦乏力。

（3）粉红——与甲体颜色分不清，表示脏腑功能下降，体力消耗过大，容易患糖尿病、甲亢等。

（4）紫色——表示末梢循环不好，供血供氧不足，这样的人容易出现心脑血管疾病，如头晕、头痛、脑动脉硬化等。

（5）黑色——多见于严重的心脏病、肿瘤或长期服药引起的药物和重金属中毒。

3. 手指上不同的半月痕代表不同的意义

拇指上的半月痕，主要关联肺脾两脏，呈粉红色时，表示肺气不足，容易感冒、疲劳、没有精神等。

食指上的半月痕，主要关联肠胃，呈粉红色时，表示胃肠的血液循环不良，食欲减退等。

中指上的半月痕，主要关连心包经和神志，呈粉红色时，表示精神过度紧张，易头晕、头痛、思路不清、失眠、多梦等。

无名指上的半月痕，主要关联内分泌，呈粉红色时，表示体质下降、阴阳失调，女性会得月经不调等妇科病。

小指上的半月痕，主要关连心肾。小指一般很难长出半月痕，出现时，多为热证。呈红色时，易患严重的心脏病。

除了以上这几方面外，还有就是要看指甲上有无纵纹。如果您先看看小孩子的指甲，再去看看老年人的指甲，就会发现两者之间有多么大的区别。小孩子的指甲基本上都很光滑、平整，而且很有光泽，没有什么沟、棱、纹。再看看老年人的指甲，很少有平整光滑、有光泽的，这是因为人越老，手指甲上就越缺乏营养，纵纹也就会越长越多，越长越深。因此，在某种程度上，纵纹的多少与深浅反映了身体的衰老程度。这时，我们如果对身体进行全方位的调理，注意休息，适当按摩，就会发现手指甲上的纵纹能够逐渐变浅，只要坚持，就会有明显好转。

如果手指甲的半月痕已经发生了改变，说明你的身体已经不够健康了。但不用过于担心，只要马上开始调理，还是来得及的。首先，要加强身体的营养，多食用一些高蛋白的食物，比如蛋类、牛奶、豆制品等。还可以多摄入一些黑色的食物，有利于补肾。其次，要养成良好的生活习惯。不要熬夜，保证在夜里 11 点之前睡觉。然后，坚持每晚用温开水泡脚，直到身体微微出汗为止，以帮助排出体内的湿气。最后，注意保暖，不能让身体受凉，也不要过于贪凉饮冷。

手掌是人体健康的晴雨表

人的双手是非常敏感的，当人感到舒服高兴的时候，血液会流向手部，使其更温暖、柔软。而压力会让手变得稍冷而僵硬。看手掌，也就是通过人手的纹路形态、变化规律等，对内部的器官做出推理。可以从视觉、触觉等方面，对手上的掌纹进行有目的的观察，人体健康或疾病状况就会被了解。如根据人的手形、指甲、掌纹、指纹、指节纹、手掌软硬及手掌气色等，采取望、摸、推、压、点、掐、按等方式，最后得到一个非常准确的答案，所以也可以称之为"掌部的诊病学"。

　　健康人的手掌应该是白里透着粉红、润泽、有弹性的。当你看到一个毫无光泽的、干巴巴的手掌，颜色偏黄或偏白时，那多半就是一个气血两亏、营养不良的人；手心区域明显发白，说明这个人平时贪食寒凉之物，体内寒重；如果手掌的颜色明显偏红，说明这是一个阴虚火旺、内热重、脾气急、易怒的人；如果只是偶尔发红，多因为吃的食物热量大或补品吃得多，导致内热大、营养过剩；如果只是大拇指根部区域的大鱼际发红，一般说明上半身火旺，易患高血压、心脏病，脾气也比较急躁；如果是小鱼际偏红，多是胃肠体内的虚火大，易患糖尿病；如果手伸出来，过一会儿手指头的颜色变得比手掌的颜色深，发紫、发暗时，说明这人身体内寒重，血液运行已变得缓慢，血液的黏稠度高。

1. 全手掌的颜色

　　淡红：代表健康人手掌的颜色，白里透着粉红，润泽而富有弹性。

　　暗红：红色代表身体的内热大，如果吃的食物热量大，手掌只是会偶尔发红；如果整个手总是偏红，说明这人体内肝火旺，是阴虚火旺而引起的内热重，真正的原因是体内的血液少，肝脏得不到充足血液的滋润而引发的燥火。

　　红色里出现暗色：也就是整个手掌是暗红色，说明身体内除了内热重，阴湿之气同样也较重，身体内的血液较污浊，运行比较缓慢，因此才呈现出暗红色。手掌出现这种颜色，一是要少吃各种辛辣食物，只吃性平的食物，同时少吃寒凉的食物，用全身熏艾条的方法祛除寒湿，让血液流动得畅快起来，手掌颜色的暗色是会很快退去的。当血液补足了，肝脏得到滋润，燥火也会随之消退。

　　偏白：白色代表着缺血，身体经常受凉。肺气虚的人，容易感冒、咳嗽、脸色容易发白。肺主皮毛，如果身体外部不断受寒凉的侵袭，肺气自然虚弱。皮肤遇冷最直接的反应就是收缩，收缩的不只是汗毛孔，收缩的还有皮肤下的血管，这样皮肤就会因缺血而变得苍白。所以只要发现手总是苍白的，就说明身体总受到寒凉的侵袭，这时只要能注意穿衣、注意脚部的保暖，并注重多吃温和的、易消化的食物，手掌的苍白会很快消失，慢慢变得红润起来。

偏黄：贫血、营养不良、饮食不规律的人，手掌的颜色多数偏黄，这类人的胃肠对营养的消化吸收能力也弱。所以手掌颜色偏黄的人，一定要注意对胃肠的保护，多吃性平、性温、易于消化吸收的各种补血、补脾胃的食物，保证充足的睡眠。当全身的血液质量和数量都明显改善后，发黄、不滋润、干巴巴的手掌会慢慢发生变化，渐渐地黄色会消退，整个手掌开始变得红润，更重要的是，整体的身体素质、精神状态也会随之明显改善。

偏暗：这里所说的手掌偏暗是没有血色的发暗。没有了血色，全掌偏暗，代表着气血两亏。有这种手掌颜色的，多数是久病之人、危重病人、身体极度虚弱的人，也包括各种癌症晚期的病人，这些人的手掌最常出现这种情况。

2. 青筋

青筋是手掌上非常常见的一种现象，它能很好地说明身体出现了哪些不好的情况及其部位，需要及时地进行纠正和改善。

手指、手掌上都能见到数条青筋，说明长期排便不畅。大拇指侧有青筋，代表头部供血不足，经常头痛、头晕。大拇指根部有青筋，代表心脏动脉硬化。青筋越粗，代表病程越长、越重。青筋较细、浅，代表患病时间短。这时病人的心脏不会有明显不适，只是在劳累和心情不好时会有些胸闷，休息过后就会好转。

大鱼际外侧有青筋，代表心律不齐，有时会有早搏、心悸、心慌的现象。大拇指底部有青筋，代表体内寒湿重，已对心脏造成影响，而且还伴有腰酸背痛、关节疼的症状。食指外侧有青筋，青筋越长、颜色越深，说明病人在小时候身体不好，消化功能弱，营养不良，体质很弱，常常生病。

中指中部有青筋，代表常常头痛、头晕，如果大拇指的外侧也有青筋，说明该病人从小就患有头痛、头晕，是由于脑部供血少造成的。中指根部有青筋，代表脑动脉硬化，如果只是出在左侧，是左侧的脑动脉硬化及经络不通比较严重，左侧的头部常常会出现不适；如果出现在右侧，说明右侧的脑动脉硬化及经络不通比较严重，右侧容易出现头部不适；如果两侧都有而且青筋的颜色重，说明脑部的动脉硬化已非常明显。

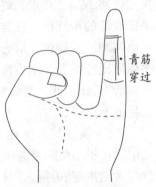

青筋穿过

小指外侧出现青筋，代表先天的肾气不足。小的时候容易遗尿，大了以后同样会出现肾脏方面的毛病，而且腰腿无力、酸软。同样是青筋越长、越深，病情就较重。这样的人衰老也比较明显。

图 3-2　小指上有青筋穿过，提示生殖系统、泌尿系统疾病

大鱼际上，生命线内出现青筋，表明此人是过敏体质，易出现药物过敏和食物过敏，易患湿疹、牛皮癣等皮肤病。皮肤等地方非常容易出现瘢痕，被称之为瘢痕体质的人群。

所有人都知道中医的望闻问切，之所以将望诊排在第一位，就在于通过观察就可以了解到很多疾病的情况，而手部是望诊的一部分。如果能够很好地掌握手掌的变化，那么疾病的走向也就能被控制在预期的范围中，想要治好疾病当然也会非常容易了。

手纹里的秘密地图

人的手上有很多纹路，有粗有细，还密密麻麻的。人们大都听说过看手纹算命的，也知道指纹能帮助识别身份，殊不知，手纹里还隐藏着健康的秘密。

1. 生命线、头脑线、感情线

摊开手掌，仔细看看，会发现有几条纹路比较粗，其中最明显的是 3 条，这是在人体还未成形的时候，也就是胚胎时期就形成了的。

（1）生命线。源于食指与拇指之间，呈抛物线形，一直延伸

到手腕处。生命线是诊断遗传性疾病的一条重要纹线，它的状态、走向和人体健康息息相关。什么样的生命线好呢？应该说要长、粗、深，纹路不乱，起点、终点正确适中，弧度较大，纹线清晰、颜色呈现淡淡的粉红色。这样的生命线说明身体健康，精力充沛，脏腑气血调和。若颜色、形态异常，生命线纤细、短浅、纹路散乱，反映体质比较柔弱，缺少活力。生命线包绕大鱼际多，则身体健康，充满活力，预示此人寿命长；包绕面积小，提示体质虚弱，缺乏魄力，且易患不育症。

（2）头脑线。又称智慧线，起点与生命线在一起，是走在手掌中间止于小鱼际上的一条线。智慧线表示人的才能、性格的特征，故与大脑皮层和神经系统密切相关。正常的智慧线纹路粗、深，线条清晰，无毛边，前端略微下垂，颜色红润。近掌心处可有分支，其分支线会随着年龄的变化呈现不同的变化。如果智慧线不是起于食指根下与拇指根线中点，斜向下，成小鱼际的抛物线，而是横贯整个手掌，多为智能低下、反应迟钝的先天愚型，不过正常人也可出现此种手纹，但这些人多会患有严重的偏头痛。另外，智慧线过长过短都不好。如果智慧线太短，仅从起点行至中指下方即突然消失，提示脑部出现障碍，或可能出现脑部占位性病变。如智慧线过长，提示可能患有五官科疾病。例如，结膜炎、色盲、中耳炎、鼻炎等。而且很多弱智、痴呆的人，这条线都很浅、很细、很乱，不能成为一条清晰的线。

（3）感情线。感情线是从小指侧的掌边开始，弯向食指方向，以到达食指和中指指缝之间为标准。这条线主要反应心脏、呼吸及五官科的情况，和前两条线一样，也以纹路清晰深刻，头尾连带无间断为好。刘剑锋在《手诊》中指出："感情线寸断，或纹线零乱，或呈链状和波浪状者，易患心脑血管疾病。感情线末端出现箭羽状线，这种人体质不足，性格软弱而消沉。如果支线只在上方，而下方则没有，提示精力充沛，且心灵手巧。……感情线在无名指下方有岛纹，是眼疾的征兆。感情线有2条，且出现晦暗色者，须注意耳病和肾脏病。"

还有一条线叫作健康线，其实这条线并不是人人都有的，出现了反而是不健康的表现。因此手掌中没有健康线并不是什么坏事。健康线起于大鱼际，斜行向小指方向一直延伸到小指根部的感情线上。健康线和生命线、智慧线、感情线相反，细浅者相对较好。当然，有了健康线，也不意味着疾病已发生。一般说来，在身体状况较差时，健康线会加深，待身体恢复健康，它又变浅了。它是给人们提个醒，告诉人们疾病可能发生，以做到早期预防。

2. 疾病都藏在手纹里

两只手上的手纹，一般来说左手代表从出生到 40 岁的身体信息，右手代表 40 岁以后的身体信息。如果在两只手上有相同的信息，说明这种病的病程已经很长了。也有的手纹分男左女右，或分人的左边和右边，不论怎样分，只要出现下面所列的手纹都代表有病。

（1）先天不足的手纹。在头脑线分叉，无论出现在左手还是右手都代表先天不足，心脏功能弱，不适宜剧烈运动，这种人因为先天的体质弱，心脏功能不强，于是更喜欢做一些手工方面的工作，因此心灵手巧、聪慧、细腻。

头脑线出现岛形纹。在手纹的主要纹路上出现梭状、橄榄状、蛋壳状等中空的线纹都称为岛形纹，岛形纹越完整，越是对健康不利。如果是在左手出现，多代表先天的脑部发育受了一些影响，如母亲在怀孕的早期生理反应比较厉害，或者摔过跤，或小时候头部受过外伤；在右手出现则说明头部会出现明显的头痛、头晕等不适。

在感情线出现的岛形纹，代表先天的头部供血不足，大多都说明母亲在怀孕时营养状况不好，孩子的头面部各器官发育并不完善，长大后极易患上近视、耳鸣、中耳炎、鼻炎。左手感情线的无名指下出现岛形纹，说明左眼容易患近视或各种眼疾，右手相同部位出现岛形纹代表右眼容易患近视或各种眼疾。两只手的无名指下的感情线都有岛形纹，则代表两只眼睛都有近视或各种眼疾。在感情线的小指下出现岛形纹也是一样，出现在左手，左边耳朵易患中耳炎或耳鸣，出现在右手，右边耳朵容易患耳炎或耳鸣。有的人容易出现听力下降、幻听。

（2）后天营养不良的手纹。如果在手掌的下方出现纹路，大多代表幼年时营养不良、消化、吸收功能不好。在男性手上出现，说明他容易得痛风、前列腺的毛病；在女性手上出现，容易患妇科病，纹路重，说明这位女士极不容易受孕。纹路粗重，代表病程长，病转重。而纹路细、乱的话，代表病情比较轻。如果再有食指外侧的青筋出现，这人的营养不良是小时候多病造成的。如果没有明显的青筋出现，这人的营养不良是小时候生活条件差所造成的。

（3）风湿纹。在生命线下端有开叉，代表身体内寒湿重，如果两只手都有，说明小时候体内寒湿就很重了，如果只在右手出现，则说明只是后天贪凉造成的。

（4）体质虚弱的手纹。如果在生命线的下端有一条斜线插在生命线上或穿过了生命线，代表此人身体虚弱、抵抗力很差。

（5）心肌缺血的手纹。在生命线下端出现三角纹，代表此人心肌缺血。如果左右手都有，说明这人患病的时间已经很长了。如果只是右手有，说明这人是在中年后才出现心肌缺血的症状。当人经过祛寒和补足气血后，这个三角形的纹路会变浅，最后会断开不再合上；但随着身体变差，它又会加深，重新合上。所以有这种手纹的人，通过观察这个三角纹的变化就可以随时知道自己最近心脏是否缺血。

（6）易患妇科病的手纹。女性在生命线下端出现明显的岛形纹，或在手腕上端的中间出现岛形纹，易患妇科病，如子宫肌瘤等。

（7）小时候常患感冒、咳嗽的手纹。在生命线与头脑线交接的部位出现乱纹，代表小的时候呼吸系统经常出现问题，易感冒、咳嗽，并患有鼻炎。

（8）颈椎病的手纹。在食指、中指根部之间向下的部位出现纹路，代表颈椎不好，常常会出现颈肩酸痛、头痛、头晕等症状。纹路越重，病情越重。

（9）腰背痛的手纹。在小指侧的掌边，感情线以下的这个区域代表着整个背、腰、骶部，可以通过这个区域纹路出现的多少来判断人大致哪个地方有病。如出现的位置偏上为背痛，出现在中下部为腰痛，出现在偏下部位为腰骶部。纹路细、浅，说明只是酸痛、疲劳，而纹路较深，代表你已有非常明显的腰痛或腰骶部疼痛了。

这个部位在手掌的侧面，要侧过来才能看准确。

（10）疲劳纹。在食指根部、生命线起端以上的这个区域如果出现纹路，代表此人的身体的抵抗力弱，易疲劳，没精神。如果是"井"字纹，则说明疲劳的时间已很长了。另外，这个部位低平，但是有纹路的人，一般不会超负荷地工作和娱乐，因为他们没这个精力，所以身体的消耗也相对要少。这类人虽然总是病病歪歪，但也能长寿。

而这个区域肉质饱满的人，整天干劲十足，不知疲倦，能吃能睡，往往都是在体检中才发现身体有病，而他们自己还没有察觉。这类人身体内的警报系统已经反应迟钝，不能及时提醒他们。如果有人说他身体哪个部位已出现了问题时，他多数是回答没有或者是不可能。这类人最好经常去医院体检，只有这样才会很好地预防身体出现疾病，以免发生意外。

（11）肾虚的手纹。在小指下、感情线以上这个区域，如果低平、有细小的纹路就代表肾虚、肾气不足。一般都是年纪比较大的人会出现这样的手纹，这些人经常会有腰酸腿软的症状。

（12）内分泌紊乱的手纹。在大拇指靠近根部的指节上纹路多、乱，代表此人内分泌紊乱。患糖尿病、更年期综合征的人，在此处都有不少乱纹。女性如果有这样的手纹也需要注意，因为很多妇科疾病都与内分泌紊乱有很大的关系。

（13）通过手纹看肺活量的大小。一般来说，感情线与头脑线之间的距离有1厘米或超过1厘米，都代表肺活量大，而明显小于1厘米的人，肺活量小，身体体质和体能都差，极易患感冒、咳嗽、哮喘。肺活量小的人说明肺脏的功能也比较弱，所以很容易出现肺脏的疾病。

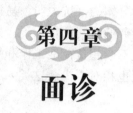

面诊

面容与人体脏腑的联系

1. 望诊究竟是如何诊断疾病的?

望诊是诊断学名词,系四诊之一,是指运用视觉观察病人的神色、形态、体表各部、舌体与舌苔、大小便和其他分泌物等,从而获取与疾病有关的辨证资料,一般以望神色为重点。

望其神色,可知五脏荣枯。《内经》将面色分为青、黄、赤、白、黑五色以内应五脏,青色属肝,黄色属脾,赤色属心,白色属肺,黑色属肾,若由正常颜色变成异常颜色,就是病态。《素问·脉要精微论》说:"五色者,气之华也。赤欲如白裹朱,不欲如赭;白欲如鹅羽,不欲如盐;青欲如苍璧之泽,不欲如蓝;黄欲如罗裹雄黄,不欲如黄土;黑欲如重漆色,不欲如地苍。"这一论述是对面部五种正常颜色和异常病色的高度概括。正常五色的共同特征是色泽明润,异常五色的共同特征是晦暗不鲜。临床辨证不必拘泥五色内应某一脏器之说,应以气血津液的盈虚通滞为其依据,才能揭示病变本质。

2. 望面诊病的重点及临床意义

望面诊病的说法,主要是观察面部的气色。中医说:"看病必察色,察色必观面。"正常人的面色微黄,略红润而有光泽。患病时色泽异常,即是疾病变化的表现,称为病色。在临床上,望诊的重点,就是观察五色,观察色相,即浮沉、泽夭、散抟及颜色的变化。

望面诊病不单是古老中医的诊病重要手段之一，对于我们现代医学临床来说，仍然具有重要的意义和价值。比如在测知人体正气的盛衰与疾病的性质、测知病变的部位、测知病因等方面，望面诊病皆是最简洁、迅速、有效的诊断手法。

通过观察面部色相诊病，则以色相浮为病浅，色相沉为病重；面色润泽则预示良好，面色夭枯则预示不良。

通过观察面部五色诊病，则黄赤色为风，黑青色为痛，白色为寒，黄而膏润为脓。

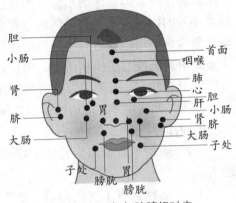

图4-1 面部与脏腑相对应

根据色域分布，还可判断出病患处所。脏腑在头面上的大体分布是：五脏一般分布在鼻子上，六腑则分布于鼻子的两侧。

3. 面部与脏腑

面部能反映人体各部位生理信息，这使面部成为了整体完整的缩影。面部的结构分属不同的脏腑，是面部望诊的基础。传统的面部脏腑对应理论是在《内经》有关脏象、气血、经络分布的理论基础上形成的。

根据《灵枢·五色》篇的分法，整个面部可分为：鼻部称为明堂，眉间称为阙中，额称为天庭，颊侧称为藩，耳门称为蔽。

面部与脏腑相对应的位置是：天庭为首面，首面之下（阙上）为咽喉；咽喉之下（阙中、印堂）为肺；肺之下（阙下、山根、下极）为心，心之下（鼻柱、年寿）为肝，肝部左右为胆；肝下（明堂、准头）为脾；脾两旁（上方）为胃；胃外侧（中央、颧下）为大肠；挟大肠为肾；明堂外侧（鼻端）为小肠，明堂以下为膀胱、子处。

4. 面部浮肿的症状和处理方法

面部浮肿，即面部的水分过多造成血液不循环所形成的浮肿。面部浮肿的原因很多，有局部的也有全身的。局部的最常见的是过敏，通常是使用一些对自身过敏的物质或日晒后出现。全身性浮肿主要是由肾脏或心脏疾病所引起的，如肾病综合征、慢性肾炎，各种原因引起的右心衰竭等。有时候肝病导致的腹水、蛋白质不足引起的营养失调或更年期障碍的荷尔蒙异常等，也会造成浮肿。

消除浮肿可采用以下一些方法：

（1）保持乐观情绪，长期坚持锻炼，以增强体质，提高适应能力。

（2）选择含有丰富蛋白质、维生素及无机盐，低脂肪、低胆固醇、少糖、少盐的饮食，可以多吃一些豆制品。限制进水量，可以多吃一些有利尿、消肿作用的食物，如红豆、槟榔。

（3）保证良好的睡眠，起居有规律。

5. 哪些特殊疾病会直接反映在面容上？

肾病面容：面色苍白，脸及颜面浮肿，舌质色淡并且舌缘有齿痕。

皮质醇增多症：是肾上腺皮质机能亢进症或由于服用过量的糖皮质激素所致。病人脸面红润胖圆，犹如满月，常有痤疮，毛发增多（女性有胡须），同时脱发，而颈背肥厚。

震颤麻痹：多见于老年人，面部呆板，毫无表情，似面具样，称面具面容。

破伤风：外伤数日后，病人表现出头向后伸，四肢抽搐，牙关紧闭，面肌痉挛，状如苦笑，称苦笑面容。

严重脱水：病人因腹泻或呕吐而大量失水以后，面部憔悴、眼窝下陷、鼻梁瘦削突出、颧弓隆起清晰可见。

地方性克汀病：亦称呆小症，因孕妇缺碘致胎儿生长发育障碍，病人面容发育差，面容愚笨，反应迟钝，头大，鼻梁下陷，两眉间短宽，舌厚而大，常外伸，流涎。

先天愚型：是常见的一种遗传性染色体疾病，患者有一副特殊的痴呆面容，眼睛小，眼距宽，塌鼻梁，张口伸舌，流口水。

6. 面容消瘦、两颧高耸预示着什么？

一般来说，当患者有严重疾病，将面临死亡的时候，患者的面部会呈现死亡的先兆。如果患有重病就会导致营养不良，从而不能摄取人体正常需要的营养物质，进而肌肉就会萎缩。加上缺少必需的水分，面部就会消瘦。长时间的不合理进食会使皮肤纤维减弱，这样会使患者的皮下组织发生严重萎缩，这也是患病后人会变瘦的重要原因。

除了上述症状外，患者的太阳穴与眼窝也会深深凹陷，颧骨和鼻梁也都相应高耸，耳朵呈现出铅色，触摸会感到冰凉，没有温度。嘴唇松弛、发紫，并且面如死灰，或者为棕黑色。出现这些症状，预示患者可能已经是癌症晚期。

患者在患有急性腹膜炎或者卵巢囊肿病时，也会出现以上症状。往往急性腹膜炎是由于脱水、体液分布不均匀，造成血液不能正常循环所致。虽然这些病症看似与癌症晚期一样，但是不会有生命危险。

7. 面部表情过分夸张代表着什么？

一般来说，面部表情表现了人的心理状态。遇到高兴的事情，面部表情就会显得开心；遇到不顺心的事情，面部表情就会显得凝重。一个正常人是应该有喜怒哀乐的，该生气的时候就生气，该悲伤的时候就悲伤，该快乐的时候就欢笑。如果一个人的表情总是显得过分夸张，让人看了就会感到不寒而栗，这样的表情往往是患有一定病患的反应。比如，一个人很少和人说话，交流的时候感到很害怕，总是喜欢一个人待着，这样的人可能患有忧郁症。如果一个人时而狂躁，时而沉默，这种人可能患有狂躁抑郁症。在我们的生活中还有一种人，他们总是以自我为中心，过分自信，虚荣心强，狂热而冷酷，这种人可能患有神经质。

8. 面瘫的症状

面瘫，即面神经麻痹，这是一种面部肌群运动功能障碍疾病，患者多为 20 ～ 40 岁，且男性居多。

周围性面神经麻痹时，会引起病灶同侧全部颜面肌肉瘫痪。也就是说，上下部面肌都发生瘫痪，由于眼轮匝肌麻痹，故眼睑不能充分闭合，闭眼的同时眼球上窜，在角膜下缘露出巩膜带（贝尔氏症）。患者闭嘴时，颊肌极为松弛，故口角下垂，贝尔氏呈阳性。抬眉受限，额纹变浅或消失，眉毛较健侧低，睑裂变大，内眼角不尖，眼泪有时外溢。示齿或笑时，口角向健侧牵引，口呈斜卵圆形。说话时，发唇音不清楚。由于颊肌的麻痹，食物留于颊肌与牙龈之间，以致患者必须用筷子将食物掏出。乳儿发生面神经麻痹时，吸吮受限。双侧周围性面神经麻痹时，面部无表情，双侧额纹消失，双眼不能闭严，贝尔氏呈阳性。双侧鼻唇沟变浅，口唇不能闭严，口角漏水，进食时，腮内存留食物，言语略含混不清。

9. 面肌痉挛

面肌痉挛为阵发性半侧面肌的不自主抽动，通常情况下，仅限于一侧面部，因而又称半面痉挛，偶可见于两侧。开始多起于眼轮匝肌，逐渐向面颊乃至整个半侧面部发展，逆向发展的较少见。可因疲劳、紧张而加剧，尤以说话、微笑时明显，严重时可呈痉挛状态。不能自行模仿或控制其发作。一次抽搐短则数秒，长至十余分钟，间歇期长短不定，病人感到心烦意乱，无法工作或学习，严重影响着病人的身心健康。入眠后，大多抽搐停止。多在中年起病，据报道也有两岁的病例。以往认为女性好发，统计表明，发病与性别无关。发展到最后，少数病例可出现轻度的面瘫。

中医认为，面肌痉挛病一般是由于过度的疲劳、紧张、肝火旺盛、有内热、外感风寒引起的，可采用药物治疗或手术治疗。

10. 常见的面部皮肤病的种类及症状

面部皮肤病比较常见，主要有以下一些类型。

（1）痤疮。俗称青春痘或粉刺，多发于面部、额、胸前、背后等部位。

（2）酒糟鼻。俗称红鼻子，多见于青壮年，好发于颜面部，尤其是鼻端，还可延及两颊、额部和下颌。皮肤潮红，伴毛细血管扩张，上有丘疹或脓疱。患病时间长或严重者，鼻端肥大形成鼻赘。

（3）雀斑。在面部有多数如针尖至扁豆大小的褐色或暗褐色斑点，日晒后较明显，冬季可减轻。严重者皮损数目多，且可侵及颈、手背及四肢伸侧部。常有家族遗传性倾向。

（4）黄褐斑。又称肝斑，常见于面部两颊及鼻部，呈蝴蝶形分布，系淡褐色或暗褐色斑。常发于夏季，日晒后可加重。

（5）黑痣。几乎人人都有，只是数目和部位不同而已。大多数发生于儿童或青春期，为表面平滑或稍高于皮面的棕色或黑色丘疹，局部有毛或无毛。

（6）血管瘤。血管瘤是一种良性肿瘤，多见于婴儿出生时或出生后不久，随年龄增长而扩展。发生于口腔颌面部的血管瘤占全身血管瘤的60%，其中大多数发生于颜面皮肤皮下组织及口腔黏膜，如舌、唇、口底等组织，少数发生于颌骨内或深部组织。有单纯性血管瘤、海绵状血管瘤、鲜红斑痣和混合性血管瘤四种。

（7）扁平疣。由病毒引起，多发于青年人，因此也称青年扁平疣，除常见于面部外，其他部位如手足背、颈部也可发生。呈米粒至扁豆大，为正常肤色或淡褐色扁平丘疹。

（8）粟丘疹。多见于面部，尤其是眼睑、颊部为多，呈白色或黄色，圆形，如针尖大或帽尖头大丘疹，常对称分布，刺破后可挤出胶样物质。

（9）老年疣。又称脂溢性角化病，常在面部、头皮、躯干等部位，呈淡黄褐色扁平或略高起的斑丘疹，表面有油脂性薄鳞屑。好发于40～60岁的中老年人。

（10）白癜风。常发于头面部，局部皮肤变白，边界清楚，有些人可泛发全身。

11. 面部出现蜘蛛痣是肝硬化的征兆吗？

蜘蛛痣是一种特殊的毛细血管扩张症。它多出现于面部、颈部及胸部，也有其他部位出现者。表现为中心部直径 2 毫米以下的圆形小血管瘤，向四周伸出许多毛细血管，且有分支，看上去恰似一个红色的蜘蛛趴在皮肤上。蜘蛛痣的出现与肝硬化有很大的关系，因此蜘蛛痣对诊断肝硬化有较大的参考意义。

当然，有蜘蛛痣不一定就有肝硬化。处于青春期的女性是生长发育的高峰阶段，体内有大量的雌激素，可能会有一些蜘蛛痣出现，这是正常的生理现象。随着年龄的增长，雌激素分泌逐渐减少，这种蜘蛛痣也会逐渐消失。另外，蜘蛛痣可见于正常妇女的妊娠期。怀孕后，体内雌激素会增多，因而一部分孕妇皮肤上出现了蜘蛛痣。此种蜘蛛痣大多发生在怀孕后的 2 ~ 5 个月内，产后数月内可以消失。还可见到少数患其他疾病的病人，如风湿性关节炎、类风湿性关节炎以及 B 族维生素缺乏的病人。因此，对蜘蛛痣的出现，不能只看作是肝硬化的征象，需要结合临床加以全面分析。

12. 怎样区分面部普通黑痣与恶性黑色素瘤？

面部黑痣是一种良性色素性肿瘤。黑痣大小不一、颜色深浅也有差异，除黑色外，尚有黄褐、瓦青、淡蓝、灰黑等颜色。长黑痣和疾病没有必然的联系，但如果黑痣的颜色或者形状出现变化，或者黑痣发生转移，要引起注意，可以根据以下方法区分普通黑痣与恶性黑色素瘤。

（1）颜色。恶性黑色素瘤在普通黑痣棕黄色或棕褐色的基础上掺杂有粉红色、白色、蓝黑色，其中，蓝色最为不祥。

（2）边缘。普通痣的边缘很光滑，而恶性黑色素瘤边缘不整齐，成锯齿状，表面粗糙，还往往伴有鳞形或片状脱屑，有时还有渗液或渗血。

（3）直径。普通痣一般小于 5 毫米，而恶性黑色素瘤直径大于

5毫米。

（4）对称性。普通黑痣的两半是对称的，而恶性黑色素瘤两半不对称。

需要强调的是结构不良的黑痣与早期恶性黑色素瘤的区分，仅凭肉眼观察是很难鉴别的，对怀疑病灶应及时进行活检，以确定疾病类型。

13. 为什么脸上会出现粉刺？

粉刺，医学上称为痤疮，是青春期常见的皮肤病，常见于青春男女，所以也称它为"青春痘"。其实，青少年不一定都会长青春痘，而青春痘也不一定只长在青少年身上。产生粉刺的原因主要有以下两点：

激素因素：与粉刺关系最密切的就是雄性激素，因为雄性激素可促使皮脂分泌，尤其是青春期的皮脂分泌机能总是特别亢进，皮脂量因而大增。正常男性的皮脂量均较女性多，因此男性患者的粉刺大多比女性的顽固。女性激素具有抑制皮脂分泌的功能，青春期后的女性如果卵巢的成熟度跟不上的话，体内激素分泌量不足，可出现月经不调与粉刺。

胃肠障碍：当胃肠机能减退时，易出现消化不良、便秘等。消化不良可引起维生素 B_2、维生素 B_6、维生素 A 缺乏，从而导致皮脂分泌过剩。便秘则造成体内毒素吸收，在肝脏解毒不全时，毒素就会通过血液循环对皮肤产生作用，从而导致粉刺的发生。

14. 面部太油怎么办？

如果一个人脸上爱出油，面部又显得油光可鉴，这样的人可能患有精神压抑症。要控制面部出油，除了保持愉快的心情、少给自己精神压力外，还可以使用以下方法：出油比较多的人可以在早晚两次洗脸外，中午多洗一次脸。这一次可以不用洁面产品，仅用冷水冲洗。洗完脸后，在容易干燥的眼睛周围涂上一点儿乳液即可。出油特别厉害的人，也可适当使用一点儿浓度较高的果酸、水杨酸类外用药品，可以有效抑制出油，预防粉刺。另外，适当补充维生素 B_6 可以减少皮脂分泌，所以可多吃一些富含维生素 B_6 的香蕉或鱼类等。

15. 为何中年人容易油光满面？

新陈代谢功能旺盛的青春期，也是皮肤最容易分泌油脂的时期。不过，即使过了三四十岁，仍有许多人的脸总是油光满面，这种油光满面的形成与青春期的脸部泛油是截然不同的。十几、二十几岁时是由于新陈代谢旺盛，使得油脂分泌不断增加，造成皮肤经常出油。中年人则是由于新陈代谢速度降低造成皮脂分泌增加。这与"中广身材"的成因相同，都是由于体内燃烧脂肪的能量不足，使得多余的脂肪堆积在体内，最后从皮肤"排泄"出来。

中年后形成的油性皮肤，是由于生活习惯不良而造成的一种生活习惯性的问题皮肤，只要改善不正常的作息，就有助于改善这种肌肤问题。

16. 引起面部皮肤过敏的源头是什么？

皮肤过敏又称为敏感性皮肤。从医学角度讲，皮肤过敏主要是指当皮肤受到某种刺激，如不良反应的化妆品、化学制剂、花粉、某些食品、污染的空气等，导致皮肤出现红肿、发痒、脱皮及过敏性皮炎等异常现象。面部皮肤过敏，致使某些女性会出现全身皮肤奇痒、起疹块、鳞屑、脱皮，发干、瘙痒、起红斑以及面部红白不一、斑驳陆离等症，严重者甚至会产生过敏性面部红血丝。哪些原因会引起面部皮肤过敏呢？

化妆品：最典型的化妆品过敏是香精过敏，而收敛水等含有酒精成分的化妆品也会对肌肤产生一定的刺激，其他如生化防腐剂、果酸等都会对不同的肌肤造成不同的刺激。

食物：常见的是海鲜、芒果、果仁类食物会引起过敏。

药物：青霉素、磺胺类药物等，都可能引发皮肤过敏。

灰尘：灰尘过敏是一种生活在灰尘中的微生物的过敏反应，是最常见的过敏。灰尘过敏包括棉纤、皮毛以及各种纤维、动物皮毛等。

季节变换：由于种种环境因素，空气中散布的细菌和花粉等致敏物质会大量释放出几乎遍布人体所有组织的化合物——组织胺，引起面部皮肤过敏。

紫外线照射也可导致面部皮肤过敏。

17. 怎样从面部色斑看女性健康？

年轻女性如果在短期内骤然出现大量芝麻到米粒大小、扁平隆起的丘疹，表面光滑，可能是面部扁平疣，这种皮肤病是由病毒感染引起的，一般无自觉症状，有时伴有轻度瘙痒，瘙痒后可出现串珠状排列的新皮疹，与过度疲劳、机体抵抗力低下有关。

还有一种皮肤病叫"皮肤垢着病"，发病时会在面颊部出现大片褐色色素沉着斑，或黑褐色污垢样角化性斑片，呈小结节或绒毛状，感觉像没有洗脸，这与精神压力有关。

30 岁以后的女性，面部发作比较严重的红斑、炎性丘疹、结节、脓疱等痤疮样损害，按痤疮治疗效果不明显，如果同时伴有经期延长或间歇性闭经、肥胖、便秘等症状，那就有必要做一次妇科 B 超检查，看看是否有多发性卵巢囊肿。

18. 脸颊毛孔粗大是什么原因？

年轻时脸颊的毛孔通常并不明显。两颊毛孔开始变得粗大通常是从 25 岁到 30 岁开始，这时肌肤会开始老化，特别是鼻子和额头等部位，毛孔会变得特别粗大。一般认为，毛孔变大的原因是皮脂分泌减少。不过若是两颊部位的毛孔过于明显，则很有可能是因为其他关系。

随着年龄的增长，身体的皮脂分泌会慢慢减少，肌肤的保湿能力也会开始降低，这会使皮肤失去弹性和光泽，使毛孔变得粗大。

一旦发现毛孔变得粗大时，就要及时多摄取维生素 C，因为其中所含的胶原蛋白能够提高肌肤的保湿能力，并且能帮助皮肤内部胶原蛋白的生产。另外，皮肤的光泽和用来支持脸部皮肤的颜面肌肉有很大的关联性。肠胃功能不佳的人，同时也会有肌肉衰弱的倾向，因此，加强肠胃功能是改善肤质非常重要的方法。

19. 哪些原因会导致脸部皮肤黯沉？

女性最大的烦恼就是皮肤黯沉。随着年龄的增长，人的皮肤会逐渐失去光泽和透明感，会慢慢变黄并出现黯沉。造成皮肤黯沉的原因，主要是因为老旧而应剥落的角质长期堆积所造成的。人类的皮肤细胞每 28 天会再生一次。如果皮肤底层新细胞的生成速度太慢的话，会使得上层的陈旧细胞无法掉落而逐渐干燥增厚，形成所谓的黯沉现象。

纹理混乱是老化的直接后果，而无处不在的紫外线和室内外温差，都会对皮肤造成很大的刺激，使纹理混乱。匀整的纹理，沟较深，表面饱满，肌肤明亮光洁。而沟纹浅乱的话，光线不能广泛散开，就显得发暗了。

另外，畏寒和血液中含有过多代谢废物所导致的血液循环障碍，也是形成黯沉的重要原因。当皮肤下的血管流过大量新鲜而干净的血液时，会使血管扩张，呈现出漂亮有透明感的粉红色皮肤。而当血液循环受到障碍时，皮肤下流动的血液会带有过多废物，使得皮肤透明度降低，看起来也比较暗。

20. 面部青筋是哪些疾病的信号？

静脉血管俗称青筋，是负责把血液送回心脏的血管。当静脉血液回流受阻、压力增高时，青筋常常会在人体表面出现凸起、曲张、扭曲、变色等情况。中医诊断学认为，如果人体头面部的青筋比较明显，可能是患有某些疾病的信号。

额头有青筋，是长期劳心劳力、工作压力或精神压力过大的表现。

鼻梁有青筋，表示肠胃积滞，容易胃痛、腹胀、消化不良、大便不畅。

当太阳穴青筋凸起时，人往往容易觉得头晕、头痛。太阳穴青筋凸起、扭曲，可能是脑动脉硬化的表现，青筋紫黑则是中风的预警。

女性的眼袋、嘴角、腮下有青筋，是月经不调、带下病等妇科疾病的表现。

如果舌下的青筋凸起、扭曲、紫暗，则是冠心病的信号。

21. 怎样的面部特征可诊断为蛔虫病？

如果在孩子的面部见有白斑，一般呈圆形，边缘较为整齐，中间呈淡白色，不高出皮肤，可诊断为蛔虫病。

蛔虫病是最常见的肠道寄生虫病，绝大多数病例无任何症状。儿童常有腹痛，为脐周不定时反复腹痛，无压痛及腹肌紧张，伴食欲减退、恶心、腹泻或便秘，大便中排出蛔虫，有时有惊厥、夜惊、磨牙、异食癖等。

22. 颧骨部位为什么会长皱纹？

颧骨部位的皮肤是最容易出现皱纹的地方，这是因为颧骨是最直接受到紫外线照射而产生黑色素的部位之一。

此外，当肝脏功能异常时，也会无法完全发挥净化血液与供给血液足够养分的功能，从而使血液变得浑浊。同时造成体内的新陈代谢效率降低，使皮肤容易产生皱纹。

日晒和肝脏失调是形成皱纹的两大因素。两项同时具备时，皱纹出现的概率也就大大提升了。

23. 老年斑会影响健康吗？

老年斑全称为"老年性色素斑"，医学上又称为脂溢性角化，是指在老年人皮肤上出现的一种脂褐质色素斑块，属于一种良性表皮增生性肿瘤，一般多出现在面部、额头、背部、颈部、胸前等，有时候也可能出现在上肢等部位。

老年斑不影响日常生活，它是在中老年时期发生和发展起来的，在不知不觉中出现，生长缓慢，既不痛也不痒，是人体衰老的一个重要信号。老年斑也不会影响人的健康，它的生长有自限性，一般不会发生恶变，也没有转移的说法。

在个别情况下，如老年斑受到刺激、搔抓或外用药的腐蚀，可造成表面糜烂、渗液，基底部发红或继发感染等现象。这时只要停止不良的刺激，适当用些抗炎药物，几天后就会恢复原状，不会发生其他变化。

24. 什么是痄腮?

痄腮为中医之称谓，民间称为鸬鹚瘟、蛤蟆瘟。西医学称为流行性腮腺炎。临床表现初病时可有发热，1～2天后，以耳垂为中心向腮部漫肿，边缘不清，皮色不红，压之疼痛或有弹性，通常先发于一侧，继发于另一侧。口腔内颊黏膜腮腺管口可见红肿。腮腺肿胀经4～5天开始消退，整个病程长1～2周。

痄腮源于机体感受风温邪毒，主要病机为邪毒壅阻少阳经脉，与气血相搏，凝滞耳下与腮部。具体说来是风温邪毒从口鼻肌表而入，侵犯足少阳胆经。胆经起于眼外眦，经耳前耳后下行于身之两侧，终止于两足第四趾端。少阳受邪，毒热循经上攻腮颊，与气血相搏，气滞血郁，运行不畅，凝滞腮颊，故局部漫肿、疼痛。热甚化火，出现高热不退、烦躁头痛、经脉失和，以至于张口和咀嚼困难。

25. 发颐表现为什么样的症状?

发颐是指热性病后余毒结聚于颐颌之间的急性化脓性疾病。多发于成年人，常为伤寒、温病等热性病后期的继发病。多单侧发病，也可双侧同时发病。初期颐颌之间疼痛，轻度肿胀，压迫局部时，在第二白齿相对的颊黏膜上有黏稠分泌物溢出，张口困难，唾液分泌减少。脓成时疼痛加剧、跳痛、压痛剧烈、皮色发红、肿胀更甚，可波及同侧眼睑、颊部、颈部等处。压迫局部有波动感，颊黏膜可挤出混浊脓性物。后期脓肿可在颐颌部及口腔黏膜或从外耳道溃破，脓出臭秽。

发颐初起，还会有轻度发热，发展严重时体温可达40℃左右，伴有口渴纳呆、大便秘结。极度衰弱患者，可有痰壅气塞、汤水难下、神智昏钝的症状，可能发生暂时性面瘫，病愈后可恢复正常。

26. 大头瘟是一种什么样的疾病？

大头瘟是因感受风热时毒而引起的，以头面焮赤肿大为特征的一种急性外感热病，多发生于冬春季节。发病较急，初起以全身憎寒、发热、头面红肿疼痛等表现为主要特点。

风热时毒是大头瘟的致病因素。在温暖多风的春季及应寒反温的冬季，容易形成风热时毒，并传播流行，本病主要涉及的脏腑是肺、胃。大头瘟的治疗应以透卫清热、解毒消肿为原则，可采用内服与外敷相结合的治疗方法。内服常用普济消毒饮加减，外敷水仙膏、三黄二香散。

27. 为什么脸大脖子粗是小肠病？

小肠经主要与胸、心、咽某些热性病症，神经方面病症和头、面、颈、眼、耳病症，以及本经脉所经过部位之病症有关。一般来说，小肠经循颈上颊，当它有病的时候就会出现"嗌痛颔肿"。而"颔"就是我们经常说的下巴颏子，下巴颏子肿大多是由于小肠经病变所引起。而脖子粗多是由于小肠吸收不好，以致消化不良所引起。所以，如果一个人看上去脸大脖子粗，多患有小肠病。

面色与人体健康的关系

1. 如何望色诊病？

望色，又称"色诊"，是通过观察病人全身皮肤（主要是面部皮肤）的颜色和光泽的变化，用以诊察病情的方法。据此可了解脏腑的虚实、气血的盛衰、病性的寒热、病情的轻重和预后。

面色分为常色与病色。常色指人在正常生理状态时面部的色泽。表现为面部皮肤光明润泽，是有神气的表现，显示人体精充神旺、气血津液充足、脏腑功能正常。病色指疾病时的面部色泽。一切反常的色泽都属病色。病色的出现，不论何色，或晦暗枯槁，或鲜明暴露，或虽明润含蓄，但不应时应位，或某色独见，皆为病色。患者面色鲜明荣润，则说明病变较轻较浅，气血未衰，较易治疗，预后良好；如果患者面色枯槁，没有润泽之象，则说明病变较重较深，精气已受重创，预后较差。

2. 为什么望色主要观察面目呢？

色诊具有悠久的历史，早在两千多年前的《内经》中就有望色诊病的详细记载。如《素问·阴阳应象大论》说："善诊者，察色按脉，先别阴阳。"《素问·五脏生成》中描述了五脏常色、病色、死色的具体表现。由于色诊在临床诊病中有重要价值，故受到历代医家的普遍重视。尤其是望面色，这是因为由于心主血脉，其华在面，手足三阳经皆上行于头面，面部的血脉丰盛，为脏腑气血之所荣。另外，面部皮肤薄嫩，其位最高，其色泽变化易于外露。面部显露，也易于观察。

3. 望面色诊病要注意哪些问题？

（1）注意病色与常色的比较。目前，中医临床上尚无统一的望色客观标准，因此，望色时一定注意把病人的面色与其所处人群的常色比较来加以判断。如所诊病人属局部色泽改变，还应与其自身对应部位的正常肤色进行比较。如病情复杂、面色与病性不符，应尽量全面观察病人体表色泽，并结合其他诊法综合分析判断。

（2）注意面部色泽的动态变化。疾病是动态变化的，在疾病的发展过程中，随着病情的变化，病人的面部色泽也会发生相应的变化，医生应该懂得辨证识病。

（3）注意非疾病因素对面色的影响。面部色泽除可因疾病发生异常变化外，还可因气候、季节、光线、饮食、情绪等非疾病因素的影响而发生变化。故望色诊病时，应注意排除上述因素的干扰，以免造成误诊。

4. 为什么说望面色对婴幼儿来说比成人更为重要？

望面色对于婴幼儿比成人更为重要，是因为成人可以用语言交流，而婴儿不会说话，小孩又不能准确表达自己的意思，所以面诊对于婴幼儿显得尤为重要。医生往往可以从婴幼儿的脸色或者光泽，或者面部的变化就能大致推断出小孩的生理状况。

　　父母也应懂得望色面诊，尤其是在晚上的时候，当孩子生病了，父母可以根据孩子面部表情、动作反应还有颜色的变化，大致推断出小孩目前的精神状况，并进一步做出是立即送医院，还是等待天明再去看医生的决定。又如，婴儿出现面色苍白、注意力不集中、易疲乏和生长迟缓等现象时，这有可能是缺铁性贫血。父母要尽可能多地懂得一些婴幼儿面诊方面的知识，让孩子更加健康快乐。

5. 异常面色有哪几种表现？

　　据史书记载，战国时的名医扁鹊进见蔡桓公，站在蔡桓公面前看了一会儿，便说桓公有病，不医治恐怕要加重，桓公说自己没有病。过了十天，扁鹊又进见，他说桓公的病已到了肌肤之间，再不医治，会更加严重的，桓公不理睬。过了十天，扁鹊又进见，他说桓公的病已到了肠胃，再不医治，会更加严重的，桓公还是不理睬。又过了十天，扁鹊远远看了桓公一眼，知道他的病已经无可救药了，只好离开。果然，不久桓公就死了。

　　从这个故事中我们知道，精通医术的扁鹊，可以通过观察面色来诊断病情。面部皮肤的颜色每个人都不相同，但变化却有一定的规律，历代中医经过无数的医学实践探索，总结出了白、黄、赤、青、黑五类病色。我们可以通过观察人的气色，了解到脏腑的虚实、气血的盛衰、病性的寒热、病情的轻重，并预测之后病情的发展。

6. 怎样理解面色的主客色？

　　正常面色可分为主色和客色。

　　主色是人生来就有的基本面色，属个体素质，一生基本不变。古人根据五行理论把人的体质分为金、木、水、火、土五种类型，并认为金形人肤色稍白，木形人肤色稍青，水形人肤色稍黑，火形人肤色稍红，土形人肤色稍黄。

　　客色是因季节、气候、饮食等不同而发生正常变化的面色。因人与自然相应，随着季节、气候的变化，面色也可发生相应的变化。如，根据五行理论，春应稍青，夏应稍赤，长夏应黄，秋应稍白，冬应稍黑，四季皆黄。天热则脉络扩张，气血充盈，面色可稍赤；天寒则脉络收缩，血行减少而迟滞，面色可稍白或稍青。人的面色也可因情绪变化、剧烈运动、饮酒、水土影响等而发生变化，但只要明润含蓄，均非病色。

7. 如何理解病色有善恶之分？

白、黄、赤、青、黑是面部的五种病色，根据面部光泽的不同，还可以把五种病色分为善色与恶色两种。

善色：如果脸上光泽明润含羞，即为善色。这种颜色显示脏腑精气还没有明显衰弱，血气还很旺盛，现在病情还很轻微。

恶色：如果脸上的光泽暗淡、憔悴，即为恶色。出现这种颜色显示脏腑的精气已经受到了严重的损伤，血气严重不足，预示疾病现在很严重。

在一定条件下，善色和恶色是可以相互转化的。通过两者之间的转化，我们可以对病情的发展做出预测，并进一步推测以后的病情。

8. 病色为白色主何病症？

病色可分为白、黄、赤、青、黑五种，不同病色分别见于不同脏腑和不同性质的疾病。

白色主虚寒证、血虚证，为气血虚弱不能营养机体的表现。阳气不足，气血运行无力或耗气失血，致使气血不充，血脉空虚，均可呈现白色。如面色白而虚浮，多为阳气不足；面色淡白而消瘦，多属营血亏损；面色苍白，多属阳气虚脱，或失血过多。

9. 面色苍白预示哪些疾病？

健康人的脸色是白里透红，经常不出门的人皮肤也白，可病态的白是色如白蜡。比如在临床上经常可以见到虚寒病症、贫血及某些肺症患者，里寒的剧烈腹痛，或外寒的恶寒战栗重者，可见面色苍白。肝病见白色为难治之病。白色见于两眉之间，是肺脏有病。

甲状腺机能减退、慢性肾炎等患者的面色较正常人苍白。铅中毒时，患者以面色灰白为主要特征，医学上称为"铅容"。寄生虫病、白血病患者或长期室内工作及营养不良者亦见此色。肠道寄生虫病，面部可见白点或白斑。此外，出血性疾病、经常痔疮出血、妇女月经过多，也会造成面色苍白。休克病人因面部血液循环受阻，也会脸色发白。

10. 为什么暂时性面白不必担心？

在日常生活中，有的人没有任何疾病，有时却会出现一些面色苍白的现象，甚至有时白，有时黑。比如，在受到惊吓，或者极度亢奋的时候，也会出现这样的现象。而在气氛极端的时候，脸部就不单是红，而是红一阵青一阵，有时转为苍白，这是肾上腺在大量分泌时，使血管收缩，交替充血贫血或使血管较长时间地处于贫血状态的缘故。像这样的脸色变白是正常的现象，只要注意保持心情平静，脸部就会恢复正常色泽。

11. 面色为黄色是什么病症的表现？

黄色主湿证、虚证，是脾虚湿蕴的表现。因脾主运化，若脾失健运，水湿不化，或脾虚失运，水谷精微不得化生气血，致使肌肤失于充养，则见黄色。如面色淡黄憔悴称为萎黄，多属脾胃气虚，营血不能上荣于面部所致；面色发黄而且虚浮，称为黄胖，多属脾虚失运，湿邪内停所致；黄而鲜明如橘皮色者，属阳黄，为湿热熏蒸所致；黄而晦暗如烟熏者，属阴黄，为寒湿郁阻所致。

12. 引起面黄的原因有哪些？

引起面色发黄的原因是多方面的，大体有以下几种。

（1）食物引起的皮肤发黄。胡萝卜、南瓜、橘子汁、空心菜、芒果等蔬菜瓜果富含胡萝卜素，过多地摄入会引起胡萝卜素血症，导致皮肤变黄。

（2）药物引起的皮肤发黄。长期服用带有黄色素的药物，如米粕林、呋喃类等也可使皮肤变黄。

（3）血液循环不良引起的皮肤发黄。肝直接影响血脉，肝火旺或肝气郁结便易形成气血不通，影响面部的血液循环，皮肤自然暗淡无光。

（4）皮脂油腻引起的皮肤发黄。堆积在皮肤表面的油腻、老旧角质及污垢如不被及时清除会引起皮肤发黄。

（5）紫外线照射引起的皮肤发黄。紫外线是皮肤老化的主要杀手，它会让纹理混乱、血液循环不畅、黑色素积聚，使皮肤暗黄。

（6）长期熬夜、睡眠不足引起的皮肤发黄。因熬夜而没有足够的时间睡眠，肝胆就得不到充分的休息，可表现为皮肤粗糙、黑斑、面色发黄等。

（7）缺乏运动引起的面色黄。长期缺乏运动，身体及肌肤的循环代谢减慢，会导致体内囤积过多的废物废气，引起面色发黄。

13. 为什么体内毒素会引起面黄？

体内毒素积累会引起面色发黄。

在新陈代谢正常的情况下，人们所吃的食物经过食道、胃、十二指肠、小肠、大肠，最后从肛门排出体外，整个过程一般可在 12 ～ 24 小时内完成，这样就可以确保废物不在肠中过久停留。因为接触肠壁时间太久，废物就难免会被人体再次吸收，从而导致体内中毒。尽管人体有这样的防毒功能，可疲劳、紧张或其他生理原因，都会导致人体出现代谢功能失调、内分泌紊乱，致使人体的废物长期停留在体内。当残余的废物在肠内开始腐败，结肠中的菌群就会不断分解废物，产生毒素。这些毒素经过结肠再次吸收，不断渗出，污染体内环境，后经血液循环进入人体的不同器官，从而引发各种疾病，出现记忆力衰退、疲劳、面色灰黄、便秘、痔疮、内分泌失调和肥胖等症。

14. 面色萎黄是怎么回事？

如果一个人脾虚了，面色淡黄，却没有得到及时治疗，任脾虚发展，就会逐渐出现面色萎黄的现象。萎黄，顾名思义，就是脸颊发黄、瘦削枯萎、没有光泽。这种症状常伴有神疲倦怠、畏冷便溏、脉形无力等症。这种情况是因为脾的气和津液都不足，不能营养身体而造成的。

脾胃虚弱时，脾胃气机升降失调，健运失司，清气不得上升，浊阴不得下降，瘀滞中焦，导致腹胀。同时，脾失健运，营气不得生化会导致血虚证状，所以面色萎黄。要想远离这种面色，专家建议我们，应该保持心情愉悦，开朗的人才能吃得香、睡得沉，才能精力充沛，容光焕发。

15. 什么样的面色称为黄胖?

与萎黄相反的是黄胖。黄胖，就是面色发黄又有虚肿，所以给人的感觉是又黄又胖。这种胖是不自然的，是发虚的胖，这是因为人体既脾虚又有湿邪造成的，还有一种情况是身体里有寄生虫。南方人过去下地，特别是种菜的时候，都是光着脚施粪水，这些大粪里面就有钩虫的幼虫，钩虫的幼虫非常微小，可以通过脚趾缝钻进人的身体，寄生在肠道里面。虽然钩虫很小，但是大量的钩虫都钩在肠壁上，吸取人的营养，就会造成营养不良，这种情况是黄胖者最常见的。这时候，我们必须把寄生虫杀灭，黄胖的情况才能得到解决。

16. 黄疸可以分为哪两种?

黄疸俗称黄病，是一种因人体血液中的胆红素浓度增高，所引起的皮肤、黏膜和眼球巩膜等部分发黄的症状。某些肝脏病、胆囊病和血液病经常会引发黄疸的症状。通常，血液的胆红素浓度高于 2 ～ 3mg/dl 时，这些部分便会出现肉眼可辨别的颜色。

黄疸可以分为两类：黄色很显眼，像橘子的颜色一样，并且还往往伴有口渴、身体发热、胸闷、大便结节等，这样的症状我们称为阳黄，这是温热的缘故；黄色灰暗像黑烟，还怕冷、食欲不振、大便很薄，这样的症状我们称为阴黄，这是寒热郁阻的缘故。

17. 如何看待新生儿出现黄疸?

约有半数以上的新生儿,在出生后 2 ~ 3 天会出现皮肤和巩膜(白眼珠)黄染,称之为"新生儿黄疸"。其中 80% ~ 90% 属于正常的生理现象,即属生理性黄疸,这种黄疸在出生后的 4 ~ 6 天内最重,第 7 天始逐渐消退,于第 15 天左右消失。早产儿黄疸的程度较重,消退较慢,有时可持续达 3 个星期。其产生的主要原因是新生儿的肝脏功能尚不完善,不能将红细胞破坏后所产生的未结合胆红素(间接胆红素),转变为结合胆红素(直接胆红素)而排出体外,故血中的未结合胆红素较高,从而产生黄疸。一般不需要特殊处理,可适当提前喂奶,使新生儿的胎粪及早排尽,有助于减轻黄疸的程度;另外,在黄疸期间要注意给予足够的糖水及热力,并保护好肝脏。

如果黄疸出现过早(24 小时内)或持续过久(足月儿大于 2 周,早产儿大于 4 周),或黄疸程度过重,或逐渐减轻后又再加重,婴儿有精神不佳、吸奶少或拒奶等临床症状时,则属病理性黄疸,应及时去医院诊治。

18. 柑橘为什么会引起面色和皮肤发黄?

柑橘是人们喜爱的水果,但是过量进食柑橘会引起面色和皮肤发黄。柑橘含有丰富的胡萝卜素,过量进食柑橘,大量的胡萝卜素就会进入血液,严重时甚至会引起胡萝卜素血症。

胡萝卜素血症是一种因血内胡萝卜素含量过高引起的肤色黄染症。胡萝卜素是一种脂色素,可使正常皮肤呈现黄色。高脂血症、甲状腺功能低下、糖尿病或其他使胡萝卜素转化为维生素 A 的先天性缺陷或肝病等情况下,也可使胡萝卜素血症加重。胡萝卜素血症唯一体征为皮肤呈黄色或橙黄色,无自觉症状,但巩膜不黄染。本病多发于手掌,有时颜面、口周、眼睑也可出现,严重者皮肤皆呈橙黄色。

引起面色发黄的食物还有胡萝卜、南瓜、空心菜、芒果等。一般情况下,由于食物引起的发黄,不是黄疸病,在合理膳食两三个月后，黄色就会褪去，恢复到正常的肤色。

19. 什么病症会导致面色红赤？

赤色主热证。气血得热则行，热盛而血脉充盈，血色上荣，故面色赤红。热证有虚实之别。实热证，满面通红；虚热证，仅两颧嫩红。此外，若在病情危重之时，面红如妆者，多为阳证，是精气衰竭，阴不敛阳，虚阳上越所致。

脸红是因为体内肾上腺激素（肾上腺素是肾上腺髓质的主要激素，其生物合成主要是在髓质铬细胞中首先形成去甲肾上腺素，然后进一步经苯乙胺 –N– 甲基转移酶的作用，使去甲肾上腺素甲基化形成肾上腺素）分泌，导致面部毛细血管开放，血液循环增加。微血管扩张，心跳速度加快、心脏输出量增加，造成自主神经系统中的交感神经受到刺激，接着交感神经作用增强，就会脸红。

运动后会脸红，是因为运动后体温上升。另外，喝酒、热浴或者紧张、激动时，也会脸红。

20. 满脸通红通常是由哪些原因引起的？

中医学认为，引起满脸通红的原因主要有以下几种：

（1）外感发热引起的脸红。外感发热是指受六淫之邪或温热疫毒之气，导致营卫失和，脏腑阴阳失调，出现病理性体温升高，伴有恶寒、面赤、烦躁、脉数等症状的病症。比如常见的感冒发热、大叶肺炎。

（2）胃火。多由邪热犯胃，或因嗜酒、嗜食辛辣、过食膏粱厚味，助火生热；或因气滞、血瘀、痰、湿、食积等郁结化热、化火，均能导致胃热；肝火之火，横逆犯胃，也可引起胃热。

（3）暑热。暑热是人体外感暑邪引发的热证，多因夏季天气炎热、吹风扇、吹空调、洗凉水澡而起，通常会发烧、口干、嗓子疼，或头晕、头痛，喝姜汤、捂汗会加重病情。

（4）煤气中毒。一般煤气中毒的人面部、口唇呈现为樱桃红色，伴有头晕、四肢乏力、胸闷、呕吐、昏迷等症状。

21. 面色发青是哪些疾病的表现？

青色主寒证、痛证、瘀血证、惊风证、肝病，为经脉阻滞、气血不通之象。寒主收引、主凝滞，寒盛而留于血脉，则气滞血瘀，故面色发青。经脉气血不通，不通则痛，所以痛也可见青色。肝病气机失于疏泄，气滞血瘀，也常见青色。肝病血不养筋，则肝风内动，因此惊风（或欲作惊风），其色也青。如面色青黑或苍白淡青，多属阴寒内盛；面色青灰，口唇青紫，多属心血瘀阻，血行不畅；小儿高热，面色青紫，以鼻柱、两眉间及口唇四周明显，是惊风先兆。

22. 什么原因会导致面色青紫？

一般说来，面色青紫是缺氧所致。无论何种原因引起的窒息、先天性心脏病、肺源性心脏病、心力衰竭等疾病，都可出现面色青紫。胃部或肠部之痉挛性疼痛、虫痛、胆管疾病引起胆绞痛时，也可使面色青紫。肺结核病晚期、肺气肿、气管炎、慢性支气管炎和严重肺炎病人，面色常铁青。小儿高热，面部出现青紫，以鼻柱与两眉间较为明显，是将发惊风的预兆。此外，忍受某种剧痛时，面部也可隐约显出青晦气。面色灰白而发紫，表情淡漠，是心脏病晚期的病危面容，倘灰暗之色日重，则是风湿性心脏病二尖瓣狭窄的特征。

23. 哪些病症面色为黑色？

黑色主肾虚证、水饮证、寒证、痛证及瘀血证。黑为阴寒水盛之色，由于肾阳虚衰，水饮不化，气化不行，阴寒内盛，血失温养，经脉拘急，气血不畅，故面色黧黑。面黑而焦干，多为肾精久耗，虚火灼阴；眼眶周围色黑，多见于肾虚水泛的水饮症；面色青黑，且剧痛者，多为寒凝瘀阻。

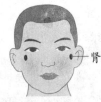

图 4-2　面部的肾反射点

24. 面黑是哪些病症的征兆？

面黑是慢性病的征兆。肾上腺皮质功能减退、慢性肾功能不全、慢性心肺功能不全、肝硬化、肝癌等疾病患者，都可出现面色变黑。病情愈重，颜色亦愈浓。古语云："黑色出于庭，大如拇指，必不病而猝死。""庭"在颜面部最高位置，即额部，此处出现黑色，是病情危重的信号，病人常会衰竭而死。长期使用某些药物，如砷剂、抗癌药等，也可引起不同程度的面色变黑，但一旦停药后又能恢复正常。中医认为，面色黑为肾精亏损，可用补肾药物进行治疗。

健康人的面色也会随着季节、气候变化，或由饮酒、劳动、情绪变化、日晒引起临时性面色改变，有时也会出现面黑的现象，这些都是正常的，不是病色。老年人的面部可见许多褐色斑点，称为"老年性色素斑"。妇女在妊娠期面部会出现棕褐色对称斑块，称为"妊娠斑"，这些都属于正常生理现象。

25. 如何通过面色病变的浮沉来观测人的健康？

浮是指色显露于皮肤表面，一般出现在疾病初起，提示病在表、在腑；沉是指色隐约于皮肤之内，提示病在里、在脏。病色初浮而后沉，为病从表入里，由浅入深；反之，病色由沉而转浮，提示病情好转，或病邪欲解。如果久病、重病反见两颧浮红，是虚阳浮越的表现，提示病情危重。

26. 面部皮肤颜色的深浅与健康有关系吗？

面部皮肤的颜色分为微和甚。微，是指人皮肤表面的颜色很浅很淡，表明人体发生了虚证。甚，是指人皮肤表面的颜色很深很浓，表明人体发生了实证。如果皮肤的颜色由浅变深，表明患者的病症由虚证变为了实证；如果皮肤的病症由深变浅，表明患者的病症由实证变成了虚证。

27. 什么样的面色叫作"散"或"抟"？

散是指皮肤表面的颜色比较松散，病色已经疏离，如云般彻散，为病程比较短暂，邪未积聚的表现；抟是指皮肤的颜色比较密集，病色空滞、团聚，为病久不解，病情深重。如果皮肤颜色由疏散变得聚集，表明患者的病情开始加重。如果患者的皮肤颜色由密集变得疏散，表明患者的病情减轻或病邪欲解。

28. "泽色"和"夭色"分别是什么样的状况？

泽是指肤色明润有光彩，提示虽病而气血未衰，病有生机，病情比较轻；夭是指肤色枯槁，提示精气受损，病情很严重。如果患者先泽后夭，多为病趋严重，病情恶化；如果患者先夭后泽，多为正气渐复，病有转机。

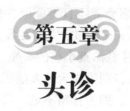

头诊

头诊依据与方法

1. 头部诊察的重要性

头部诊病是医生通过眼睛来观察头的外形以及运动时的状态，从而达到诊断病情的一种方法。头居人体的最高位，为五体之尊，百骸之长，它是人体非常重要的部分。头为"诸阳之会，精明之府"，凡十二经脉和奇经八脉，都与头部有直接和间接的联系。因此诊察头部不仅能了解头部局部的变化，更重要的是通过诊察头部，可以探知与其相关的脏腑疾病。

2. 通过头诊探知疾病的理论依据

头部是人体最重要的部分。中医学认为，头为诸阳之会，精明之府，气血皆上聚于头部。头与全身经络腧穴紧密相连，其中手足三阳经脉直接循行于头部，主一身之阳的督脉也达巅顶，脏腑清阳之气循经脉上于头，注入五官诸窍。头藏脑髓，髓为肾精所化，为肾所主。所以说人的机灵与否，记忆力是否强，不在于心而在于脑，而归根结底则与肾脏有关。头有元神之府之称，为精、神、思的府舍。这些都说明了头的重要性。因此，诊察头部不但可以了解头部的局部变化，还可通过经络关系推断出五脏六腑的病变情况。

3. 为什么说婴幼儿诊查头颅形态非常重要？

婴幼儿在出生后或者成长的过程中，由于先天的发育不良，或者受到疾病的影响，或者营养不良等原因，都有可能造成小孩的头颅畸形，这对以后的身体发育和智力的发展，都会有很大的影响。因此在婴幼儿阶段就应注意诊查小孩的头颅。

（1）婴儿头颅过大，则为先天性大脑积水。

（2）如果头颅过小，则为肾精不足，属于先天性发育不良。

（3）方形头颅，则婴儿大多患有佝偻病，也属于肾精不足。

（4）如果婴儿的头颅是方而圆的，则说明小孩肾气充足，发育良好。

（5）如果头颅有很大的凸起或者凹陷，也属于严重的大脑发育异常。

4. 如何望头诊病？

望头诊病即医生通过眼睛观察患者头部的外部形状以及运动变化状态，从而达到诊断患者头部及其脏腑健康与否的目的。这种诊断方法在儿科上经常运用，成年人也同样适用。

在正常情况下，人的头型一般呈椭圆形。成年人脑后的枕骨粗糙，会稍微向外凸起，耳后的乳突也会向外凸起，这样的头型是正常的。头部其他地方的凸起，则是充实的表现；有凹陷，则说明虚损。

5. 头型异常有哪些情况？

一般正常人的头型为椭圆形，其大小随着年龄的增长而逐渐变大，直到成年。成年人的头颅已经成形，异常的情况多发生在婴幼儿身上，具体情况有：

（1）头颅窄小。一般出现在大脑发育不正常、智力低下的儿童患者身上，主要是由于先天发育不良及肾精不足，导致大脑不能正常发育，使囟门过早闭合，大脑不能再进行发育。

（2）头颅增大。这种情况也发生在智力低下、大脑发育不正常的儿童身上，由于肾精不足，使大脑形成积水，患者一般会因此而颅腔变小，头颅外壳则均匀变厚变大，颅缝也会发生开裂，并且敲击有破响声。

（3）方形大脑。由于患者的脾胃虚弱或者肾精亏损，导致大脑不能正常发育。此外，还有可能是梅毒等性病，或者是佝偻病等导致大脑缺乏维生素 D，从而使患者的整个头颅变成方形。

6. 头型过小通常出现在哪些患者身上？

一般正常人的头颅呈圆形，头颅的大小会随着年龄的增长而增大，直到成年才停止生长。所以头型小的情况，通常发生在小孩身上。

造成小孩的头颅过小的原因，主要是处于胚胎状的时候，胎儿的大脑发育就有问题。这可能是父母的遗传基因所致，或者是母亲在怀孕的过程中，遭受到某种放射性物质的影响或药物的刺激导致的。总之，这些患者都是肾精不足，进而导致大脑缺乏需要的元素，形成出生后的智力下降、头颅畸形。在症状上，一般患病婴儿的颅骨闭合较早，头颅外形较小并且狭窄，这种发育是后天很难弥补的。

7. 什么原因可造成方形头颅？

方形头颅，即头顶很平，前额左右高高凸起，整个头颅呈现方形。一般是由于儿童患者的肾精发育亏损，从而使头颅发育不正常。另外，具有遗传性梅毒以及佝偻病的儿童也可能出现方形头颅。这样的患者一般缺乏维生素 D，导致骨组织缺钙，形成软骨，用手挤压头时，就像捏乒乓球的感觉。

中医理论认为，方头的小孩应该在医生的指导下服用维生素 D，还可以多进行日光浴，这样可以促进维生素 D 的转化，从而维持骨骼的正常发育。

8. 儿童头型过大是怎么回事？

头型过大，一般出现在大脑发育不正常、智力低下的儿童身上。这是由于肾精不足，造成的头型过大的症状。

从出生到 28 天的新生婴儿的头围一般为 34 厘米左右，以后随着年龄增长。成年后，人的头颅一般不再长大，为 53 厘米左右。如果小孩的头颅发育明显超过这个范围，并且智力低下，则说明头颅发育不正常。

婴儿头颅过大，骨缝分离，头皮血管怒张，眼球向下为落日状，这是大脑积水的表现。用手敲一下头颅，会有破响声，而且由于头颅过重，小孩的头不能正常竖起。这主要是先天发育不良造成的，除此之外，还有可能是脑部损伤、感染或者肿瘤、脑脊液分泌与吸收不平衡，这些原因都有可能导致头型发育过大。

9. 人的头面部可分为哪几个区域？

中医理论认为，头型的特征与疾病有很大的关联。中医面诊一般将头部分为三个区域：眉毛以上为上停，主要显示大脑部分的健康状况；眉毛与鼻孔之间部位为中停，主要显示呼吸部位的健康状况；鼻孔以下则为下停，主要显示消化部位的健康状况。因此，我们可以根据不同的头型特征，把患者分别归纳为呼吸型、消化型、肌肉型、脑型四种类型。

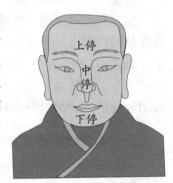

图 5-1　头部区域

10. "呼吸型"的人有什么样的头型？

呼吸型的人往往头部呈现为两头小而中间宽的形态，但从颧骨到下巴的线条显得很细长，并且面颊十分突出，而脸颊却微微凹进去，下巴则棱角分明，瞳孔间隙很窄小，颧骨凸出是呼吸型人最显著的特征。

一般这种类型的人身体瘦弱，消化功能不全，肌肉组织很薄弱。另外他们的脖子长，这样便于运动。这类人的体形与骨骼组织整体来说都是细长且柔软的，所以大部分人都身材匀称、修长。此型人呼吸能力较强，由于体壮积热，易患咽峡炎、咽痛、气管炎等咽部及肺部疾病。因此，这种类型的人应该好好保护自己的咽部与肺部，以抵御病邪的侵害。

11."消化型"的人有什么样的头型？

消化型的人头面呈上小下大的正梯形，此型又称"中风型"（中风是指以突然晕倒、不省人事，伴口角歪斜、语言不利、半身不遂，或不经昏晕仅以口歪、半身不遂为临床主症的疾病）。其头下部肌肉柔软膨胀、嘴大、唇厚。

这种类型的人往往消化吸收能力强，因为消化能力很强大，常常因为过度进食而容易患腹胀、腹泻等消化系统疾病及胆囊疾病。

12."肌肉型"的人有什么样的头型？

说到肌肉型的头型，一般人可能会认为是满脸横肉、肌肉厚实、特别丰满的那种头型，其实并非如此。所谓的肌肉型头型，是指脸上肥肉较少，显得略微骨感但却不是很消瘦的那种头型。

肌肉型头面呈长方形，上下一致，也就是我们常说的"国"字形脸。这种脸型不胖不瘦，比较和谐，因此这种脸被相面术认为是很有福气的一种脸型，一般这种脸型的人会有一定的官职，并且收入也较为丰厚。

此型人运动力较强，由于肌肉型者体强过劳，易患关节、肌肉各部位的疼痛，以及关节炎等运动系统疾病。

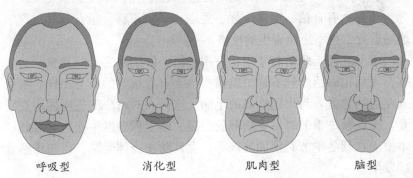

呼吸型　　　　消化型　　　　肌肉型　　　　脑型

图 5-2

13. "脑型"的人有什么样的头型？

脑型头型的人头面呈上大下小的倒梯形，他们的头盖骨硕大，前额宽大，下巴则尖细。此型人智力较为发达。脑型人因为大脑发达而往往用脑过度，因此很容易患神经衰弱、失眠、头痛、精神病等。

14. 金型人有什么样的头型、面色和疾病征兆？

金型人大多宽额、面白、方脸、骨大体魁、个中等、脉大而劲。金型人行动轻快，性急，其人清廉，洁身自好，不动则静，动时则猛悍异常。金型人大多阴阳偏于平衡，所以既不外向也不内向，不卑不亢，态度适中。金型人性格刚健，自强不息。金型人自尊心很强，有的有唯我独尊、非我莫属的缺点。

金型体质由于秉天地燥金之气，金气较浓，金气主燥，燥气适于肺，因此易患肺方面的疾病。金型体质人，由于秉天阳之气，阳气偏盛，阳气主热，所以易患燥热性疾病。由于燥热易伤阴津，所以金型人易患阴亏燥热之病，如咳嗽、慢性支气管炎、消渴（糖尿病）、便秘以及肺部疾病。对时令的适应，金型人能耐受秋冬，不能耐受春夏，春夏季感受外邪易患病。

15. 木型人有着怎样的头型特征和疾病倾向？

木型人的头型较小、脸型很长、面色发青、两肩广阔、背部挺直、身体弱、手足灵活、非常劳心、多忧虑、做事勤劳。木型人性柔软、随和、感情丰富、洒脱、心胸宽广有包容心，生活乐观，喜欢交朋友，颇为清高，有自信、性格倔强、意志力坚定不移，很有骨气，有宁愿站着死，也不愿跪着生的性格。

木型之人，聪明有才华，好用心机，肝胆主之，故易患肝胆疾病，无病也时感肝经不适，就像头顶上有着很大的压力一样。木型人左边的膝盖容易出现疼痛的毛病。这种人对时令的适应能耐受春夏，而在秋冬季节时易受病邪的侵袭，多于秋冬发生疾病。因此，木型人在秋冬季节必须加强保养，尤其防止身体受凉，以防止感冒的发生。

16. 水型人有怎样的性格特征和疾病征兆？

水型人一般头稍大，外形特点是面黑、个中等、目深耳大。水型人多性格内向，城府较深且善保全，长于心计，有参谋素质，勇于创新，性稳而坚之，对人的态度既不恭敬也不畏惧，善于欺诈。

水性寒，寒气通于肾，所以这个类型的人易患肾方面的疾病，如水肿腰痛、不孕症等。水多阴寒，寒性凝滞，寒性收引，故水型体质的人易气血不通而患经络痹阻的关节骨痛等症。

水型人多阴少阳，加之水性寒凉易伤阳气，因此，水型人常常阳气不足，阴气偏盛，而易患肾阳虚食、命火不足之疾患。对时令的适应，水型人能耐受秋冬，不能耐受春夏，若春夏感受外邪易发生疾病。

水型人由于阴气重，喜伏藏，阴气耗损较少而寿命偏长。水型人要避寒就温，多吃温阳补肾之品。

17. 什么头型和面色的人称为火型人？

火型人的面型上小下大，略呈尖形，面赤体实。这类人热情，易激动，行走如飞，动作是爆发型的，思维是闪电般的。目光敏锐，富于创造性，有发明家的素质。

火型人火气偏多，火通于心，心为火脏，心主血脉，因此该型人易患心血管病，包括冠心病、高血压、动脉硬化。火能动风、伤血，所以火型人有中风、脑出血等潜在倾向。火型人阳气旺盛，阳盛则热，易患多种热证。火型人热灼伤津，易患阴虚阳亢的疾病，如糖尿病。火型人还易患躁狂症。

火型人对时令的感受是喜欢春天的温暖，即使夏天的炎热他们也完全能忍受。但是他们却不能忍受秋冬季节的寒冷，在秋冬季节极其容易受到外界病邪的侵害。所以，火型人在秋冬季节要注意多保养身体，尤其要预防心脏病的发生。

18. 怎样通过头型或面色判断土型人？

土型人往往头较大，身材偏胖，而且大多从孩提时代开始就圆滚滚，骨架也偏大。土型之人，待人诚恳而忠厚，宽心不计较，做事能取信于人。人喜安静，不急躁，好帮人，不争逐权势，善于团结人。这种人在工作上往往勤勤恳恳、任劳任怨，是一个像老黄牛一样的实干家。但是，土型人对事物的理解和认识能力稍嫌迟钝而不敏感。

因土属中央，所以这样的人容易患脾胃和风湿性疾病。对时令的适应方面，土型人能耐受秋天的肃杀与冬天的寒冷，但却不能忍受春天的温暖和夏天的炎热。所以，土型人在春夏季节应该注意多保养身体，因为在这个时候身体最虚弱，容易生病。

19. 如何通过头部的动态诊断疾病？

中医学认为，可以通过头部的动态来诊断疾病，那么到底如何诊断呢？

（1）仰头不下。如果患者的头向后仰，颈不能够直立，并且也不能低头俯下去，同时眼睛上吊，这种情况常见于破伤风、小儿急惊风等症。

（2）垂头不起。头颅下垂，很难抬起。气血严重虚弱的人往往出现这种症状，颈受外伤的人除外。

（3）偏向一方。头侧视型，头总是向左或者向右看，这种情况多见于疼痛肿胀的情况。

（4）摇头不止。患者总是不由自主地摇头，多是肝风内动所致，吃了摇头丸除外。

20. 头摇产生的原因以及食疗

头摇，是一种头部摇摆颤动不能自制的症状，又名摇头。至于头摇发生的原因，在《证治准绳·杂病》中有如下记载："头摇，风也，火也。二者皆主动，会之于巅，乃为摇也。"头摇是由于人体内的肝脏发生严重失调，导致肝内风邪妄动，或者肝火郁积导致的一种病症。另外，老年人年老体弱、气血不足，也会使大脑的滋养不足，从而引发头脑的病变。或者老人病后，气血虚弱，虚火犯上，也会发生头摇。

对于头摇的这些症状，可以采取滋补肝脏的办法，患者适宜进食如下食品：

（1）荔枝。荔枝有强肝健胰的功能，对增强精力、血液有很好的效果，是一种很强的滋养食物，但是吃得太多容易上火。

（2）猪血。猪血有解毒的作用，可用于中风、头眩、中满腹胀、交接阴毒、痔疮等。

（3）乌梅。如果肝脏衰弱，早晨起来会觉得痛苦，宜用乌梅煎汤加入砂糖饮，此为速效性的方法，用洋参煎服也有效果。

21. 头部触诊法

头颅的触诊法，是医生用手触摸病人的头部，以检查囟门闭合情况，以及百会穴的变化，用以判断相应的脏腑疾病。

头部触诊法一般有两种：一是百会触穴诊法：百会穴为督脉上的要穴，为诸阳之会。近年来研究发现，用手探摸此穴软硬程度可判断风、气、痰，如阳虚阴盛、阴毒症、痰饮症等。二是囟门触诊法：囟门属肾，肾主骨髓而藏精，乃人生之根本，囟门及骨缝闭合的迟早及其异常情况，对肾气的肾衰，胎儿禀赋的厚薄，大脑发育状况等皆有一定的预测意义。

22. 如何知道婴幼儿的囟门是否关闭？

婴幼儿在出生时，由于骨化不完全，头顶额部有一个菱形未闭的凹陷，像一个没有骨质的"天窗"，医学上称为"囟门"，也叫前囟门。正常情况下，婴幼儿的前囟门大约为 1.5 厘米 ×2 厘米大小，从表面看上去，前囟门平坦或稍稍有些凹陷。在出生后的数月里，前囟门会随着头围的逐渐增大而略微增大。6 个月后，由于颅骨逐渐发生骨化，囟门就会渐渐变小。1 岁 ~ 1 岁半时，前囟门就基本上闭合了。囟门的表面是头皮，其下面是脑膜，其次是大脑和脑脊液。将手指轻放在囟门上，可以感觉到跳动，这是婴幼儿的脑脊液压力随着心脏跳动、血压的变化，与脉搏一致所表现出的搏动。正常发育的小儿出生时，后囟基本闭合，即使未闭，出生后 3 个月也会自动闭合。

23. 婴幼儿囟门异常有哪几种情况？

婴儿的囟门正常是平的，但也存在一些异常情况，主要有以下几种：

（1）高凸：触摸婴儿头顶部，其囟门高高凸起，这种多属实热证，多因外感时邪，或者火毒上攻所引起。如急慢惊风、暑瘟、邪毒蕴盛。

（2）迟闭：触摸婴儿头顶部，其囟门应合而未闭合，多为肾气不足，先天发育不良。

（3）早闭：触摸婴儿头顶部，其囟门早闭，头顶又尖又小，前额窄，智力迟钝，为先天不足。

（4）凹陷：触摸婴儿头顶部，其囟门下陷，伴有眼睛凹陷，皮肤干燥，缺乏弹性，常见婴儿泄泻伤阴失液。

24. 婴幼儿的囟门凹陷是怎么回事？

头部囟门凹陷，一般出现在那些大脑发育不正常、智力低下的婴幼儿身上。在症状上，患者头部的颅缝往往闭合较早，头颅外形较小而且狭窄，头颅部会凸起，呈尖圆状，这种症状是由于先天不足，使肾精亏损、颅骨发育不正常而引起的。

肾精不足大多由于先天发育不良，禀赋不足，或后天调摄失宜，大病久病伤肾所引起。囟门凹陷除了肾精亏损这个病因外，还有就是婴幼儿的身体内缺水，如腹泻后没有及时补充水分，前囟门由此凹陷下去。这种情况下，需要马上为婴儿补充液体。另外，营养不良、消瘦的婴幼儿，他们的前囟门也经常表现出凹陷现象。当然，6个月以前的婴儿，囟门微微向内凹陷是正常的。

25. 婴幼儿囟门凸起是什么原因引起的？

正常的前囟门是平的，如果婴幼儿囟门突然凸起或逐渐变得鼓起饱满，则可能是疾病发出的信号。

（1）颅内感染。多见于各种脑膜炎、脑炎等疾病，因颅内压力增高所致。囟门凸起，尤其在哭闹时明显，用手摸上去有紧绷的感觉，同时伴有发烧、呕吐、颈项僵直、抽搐等症状，父母应尽快带孩子上医院看急诊。

（2）颅内疾患。如颅内长了肿瘤，或是硬膜下有积液、积脓、积血等，也可使婴幼儿的前囟门逐渐变得饱满，应及早确诊治疗。

（3）药物因素。如长时间给婴幼儿服用大剂量的鱼肝油、维生素A或四环素等药，可使孩子的前囟门出现凸起现象。有的是由于某种原因给孩子使用肾上腺素，如果突然停药，也会使前囟门凸起。

26. "解颅"有哪些病症类型？

"解颅"一词出自《诸病源候论》，又名囟开不合、囟解，是指小儿到一定年龄，囟门应当闭合却没有闭合，头缝开解，以致囟门较正常状况偏大，或者可以见到囟门部稍稍向外隆起。常见病症类型有：

（1）肾精亏损型解颅。症状表现为囟门神采、头颅增大、头皮光急、神情呆滞、面色苍白、白睛多而目无光彩、身体瘦弱、舌淡苔少、脉细弱。适宜的治疗方法是补肾益精。

（2）肝肾阴虚型解颅。症状表现为颅骨宽大、颅缝裂解、目珠下垂、手足心热、烦躁不安、脉细数。适宜的治疗方法是平肝益肾。

（3）脾肾两虚型解颅。症状表现为颅缝裂开不合、白睛多而目无神采、头皮光亮、身体羸瘦、纳呆便溏、肢冷尿清长、舌淡苔白、脉沉细。治疗的方法是温补脾肾。

观头发也能知健康

1. 为什么医学上有"肾者……其华在发"的说法？

《素问·六节藏象论》有这样的记载："肾者……其华在发。"华，有荣华外露之意；发，即头发，又名血余。头发的营养来源于血，但生机根源于肾。因为肾藏精，精能化血，精血旺盛，则毛发壮而润泽，所以说"肾者……其华在发"。

青壮年时期就毛发稀疏的人，多为肾气虚弱，最常见的表现就是男性前额脱发或头顶脱发。小孩头发稀疏萎黄，且伴有"五迟"现象（即坐、站、行、说话、牙齿发育迟缓），是先天肾气不足的表现，而且消化不太好。头发枯黄、易断，说明气血不足，毛发缺乏营养，这类人通常容易没精神，睡眠质量也较差，属于老百姓常说的"身子虚"。白发多是由于进入中老年后，肝血不足、肾气虚衰所致，属正常生理发展规律，但若太严重，就可能是肝肾久损，气血大亏所致。

2. 出现少白头的人为什么要预防冠心病？

白发与冠心病有着相当密切的关系，是易患冠心病的表现。有关资料表明，体内如缺乏微量元素铜和锌，即铜与锌的比例下降后，毛发就会出现黑色素生成障碍。这种情况的出现，与冠心病的发生密切相关。因此，有少年白发的人（少白头）在生活中应注意避免诱发冠心病的因素，如吸烟、肥胖和心理过度紧张等。

这类人平时应多吃富含微量元素铜的物质，如虾类、甲鱼、豆类、玉米及菠菜等。

3. 为什么会出现少白头？

少白头，又称早老性白发，是一种儿童及青年时期的白发性疾病，其病因十分复杂，主要分为两大类型，一种属先天性少白头，另一种属后天性少白头。在后天性少白头中有许多是伴随某种疾病发生的，有些则是由于精神过度紧张和营养不良所致。

中医认为，其病因病机可分为如下几种：

（1）血热偏盛。青年人生机蓬勃、气血方刚、肝气偏亢、易怒化火或嗜食辛辣、内热壅盛、热蕴血分、血热伤阴化燥，使毛发失去营养而生白发。

（2）思虑忧愁。思伤脾，忧愁伤肺，脾虚则气血生化乏源，肺虚则皮毛失去营养，皮皱发枯，导致白发丛生。

（3）肝肾不足。肝藏血，头发为血之余；肾藏精，精能化血，精血旺盛，则毛发壮而润泽，精亏血少，毛发就会失去养分而生白发。

另外有许多疾病也可能伴有早老性白发的出现，如恶性贫血、甲状腺功能亢进、心血管疾病（心肌梗死、房室束传导阻滞、高血压等）、营养不良性肌强直、白癜风等。

4. 白发突然变黑发是疾病的先兆吗？

如果患者患有急性心肌梗死、脑中风后遗症、终末期肾病、良性脑肿瘤、肝功能衰竭、脑炎后遗症、脑膜炎后遗症、再生障碍性贫血及其他需要开胸、开腹治疗的大病，或者患者久病不愈，当他们的白发突然变成黑发时，往往是癌症转移的信号。

还有一些老年人忽然间满头的白发变黑了，特别是同时还伴有皮肤变嫩、性功能亢进等现象，很多老年朋友非常高兴，以为自己越活越年轻，但实际上这很可能是垂体肿瘤、肾上腺细胞癌等严重疾病发生的早期信号。

所以大病久病的患者以及老年人，对自己头发颜色的改变，要引起足够的重视，并及早去做相关的检查。

5. 导致头发变白的原因有哪些？

头发变白的原因是多方面的，其发生的迟早、多少和进展的快慢因人而异，并受环境、营养条件的影响和遗传的控制。

首先，白发的形成与营养不良密切相关，特别是维生素 B、叶酸及泛酸缺乏时，头发最易变白。多食猪肝、牛肉、蛋类、蔬菜、米糠，对头发色素的成长有好处。

其次，精神因素也会在短期内使人白发增加。过度的精神紧张、焦虑、严重的精神创伤以及头痛等都可使机体气血运行失常，使毛发营养缺乏而产生白发。

此外，某些慢性病，如结核、恶性肿瘤、胃肠病等造成的体质衰弱、营养不良，也会使患者头发早白。内分泌失调如胸腺水平下降、性腺功能减退等症，也可引起白发。

最后要注意的是，白发也跟遗传有关，父母头发白得早，子女往往也早生白发。

6. 头发异常与日常饮食有怎样的关系？

一般来说，亚洲人的头发大多为黑色或黑褐色，头发漆黑而富有光泽，是人体健康的标志，是精血充足、肾气充盛的表现，而异常的头发，往往会有如下症状：

白头发，多是体内缺乏氨基苯甲酸（B族维生素中的一种）；

灰头发，这是多种维生素B缺乏的征兆。需要改善饮食，并加强所有维生素B的摄入；

掉头发，是因缺乏B族维生素中的肌醇；

脆头发，头发易折断，易脆断，是缺乏蛋白质；

头发枯黄，形状像柴草一样，则属于极度营养不良。

7. 如何对待老年生白发的现象？

一般说来，年轻人的头发乌黑油亮，而老年人往往白发苍苍。头发乌黑是因为头发里含有一种黑色素，黑色素含量越多，头发的颜色就越黑；反之，黑色素含量越少，头发的颜色就越淡。随着人体的衰老，毛囊中的色素细胞将停止产生黑色素，头发也就开始变白。人体没有统一分泌黑色素的腺体，黑色素是在每根头发中分别产生的，所以头发总是一根一根地变白。一般头发变白都要好多年，但也有少数罕见的病能使人一夜变白发。

古人说，"发为血之余"，意思是说，头发的生长与脱落、润泽与枯槁，主要依赖于肾脏精气之盛衰，以及肝脏血液的濡养。人在青壮年时，肝的气血充盈，所以头发长得快且光泽，而到了老年体衰时则精血多虚弱，毛发变白而枯落，其直接原因是脾胃提供的营养不足所造成的。尽管每个人头发变白的情况不尽相同，变白时间不一样，但男性一般发生在30岁后，女性则从35岁左右开始变白。

8. 女性进入老年头发仍发黑不脱落是健康的表现吗?

中医学认为,"察其毛色枯润,可以现脏腑之病",意思是通过头发的色泽干枯或光润的形态,可以了解机体内部五脏六腑的健康与否。

中医认为,头发与人的肾气和肝血最为相关,所以称头发为肾之精髓,血之余。头发是肾的花朵,肾的外观。肾主黑色,所以头发黑不黑与肾的好坏有着密切关系。人的肾气收敛能力强,头发就会滋润,不易脱发,反之头发就会枯黄没有光泽。

中老年人白发多,往往是由于肝血不足、肾气虚衰所致,属正常生理发展规律。但如果太严重就可能是肝肾久损,气血大亏所致。所以如果女性进入老年仍然头发漆黑而不脱落,是健康的表现,这说明老人的肾还很健康,还能形成比较充足的精血。

9. 白发会越拔越多吗?

现代人不怕长白发,因为可以染黑、染红、染七彩。可是,染发不久后,新发长出来,难看的白发"穿梭其间",整个头顶就显得十分不雅。有人就拔白发,可是白发拔不完,有的人心里不禁纳闷:"本来都没有这么多的,怎么现在却越拔越多?"

专家解释说,这完全是错误的观念,白发不会因拔那么几根或是一大撮,而长出更多的白发来。黑发的生长,最主要是靠发根部的黑色素细胞。必须注意的是,黑色素细胞的关键在于发根,因此不管你怎么拔白发,对发根都不会造成任何影响,白发也不会增加。

10. 白癣病有怎样的症状?

白癣病主要侵犯儿童。白癣病症状表现为:起初只有一小片头皮受侵犯,随着范围逐渐扩大,在周边附近会出现新发的较小范围的病变,原发较大的损害称为"母斑",后发的较小损害则做"子斑",久后可在头皮上出现多数大大小小的斑片。在白癣病损区域内有约0.5厘米长的短发,原因是受真菌侵犯的毛发发质脆弱,长出头皮稍长后受外力的影响，自行折断所致。在白癣患者的断发上有一个白色的、由真菌等组成的套，很容易轻松地拔出来，而且白癣患儿完全不觉疼痛。头皮上一般没有明显改变,但受大小孢子菌感染者,头皮会有明显炎症。

白癣可以在托幼单位、小学校等儿童聚集的地方发生流行，剪短发的男孩比留长发和梳发辫的女孩发病率高。待到青春期后，可能由于头部皮脂中的游离脂肪酸增高，或由于其他某些物质的出现，对铁锈色小孢子菌发挥抑制作用，因此白癣多能不治自愈。

11. 头发与维生素的关系

头发和人体的维生素有着十分密切的关系，具体是怎样的呢？

如果人体长期缺乏维生素 A，就会导致头发稀少。建议多吃点胡萝卜、蛋黄、牛肉等食物，还有柿子、凤梨、香蕉等水果，这些食物都含有丰富的维生素 A。

B 族维生素，包括维生素 B_1、维生素 B_2、维生素 B_6、维生素 B_{12}，这些元素都是促进头发生长的重要元素。缺乏维生素 B_2，可出现皮脂溢出增多，头发易脱落等症；缺乏维生素 B_6 会影响色素代谢过程，使毛发变灰、生长不良；如果缺乏维生素 B_{12}，头发颜色就会变浅变淡。

如果用手拨弄头发时没有疼痛感，容易卷曲，说明人体缺乏维生素 C 和铁元素。

维生素 D 可以使毛发正常发育，不会过于纤细柔软。骨头、蛋黄所含的维生素较多，到户外晒太阳也可以促进维生素 D 合成与吸收。

12. 头发发黄的原因和防治方法

（1）营养不良性黄发。主要是高度营养不良引起的，应注意调配饮食，改善机体的营养状态。鸡蛋、瘦肉、大豆、花生、核桃、黑芝麻中除含有大量的动物蛋白和植物蛋白外，还含有构成头发主要成分的胱氨酸及半胱氨酸，是养发护发的最佳食品。

（2）酸性体质黄发。与血液中酸性毒素增多，也与过度劳累及过食甜食、脂肪有关。应多食海带、鱼、鲜奶、豆类、蘑菇等。此外，多食用新鲜蔬菜、水果，如芹菜、油菜、菠菜、小白菜、柑橘等。

（3）缺铜性黄发。是指在头发生成黑色素过程中缺乏一种重要的含有铜的酪氨酸酶。体内铜缺乏会影响这种酶的活性，使头发变黄。含铜元素丰富的食物有动物肝脏、西红柿、土豆、芹菜、各种水果等。

（4）辐射性黄发。长期受射线辐射，如从事电脑、雷达以及X光等工作而出现头发发黄的状况，应注意补充富含维生素A的食物，如猪肝、蛋黄、奶类、胡萝卜等；多吃能抗辐射的食品，如紫菜、高蛋白食品以及多饮绿茶。

（5）功能性黄发。主要原因是精神创伤、劳累、季节性内分泌失调、药物和化学物品刺激等导致机体内黑色素原和黑色素细胞生成障碍。此种黄发要多食海鱼、黑芝麻、苜蓿菜等。

（6）病原性黄发。因患有某些疾病，如缺铁性贫血和大病初愈时，都能使头发由黑变黄。此种情况应多吃黑豆、核桃仁、小茴香等。

13. 头发干枯分叉的原因

（1）营养不良、身体健康状况差。因为减肥、偏食或其他原因导致饮食无规律，营养不均衡，头发无法摄取生长所必需的营养成分，头发细胞存活时间短，也得不到正常代谢发展，彼此的粘连不够紧密，容易分叉。

（2）过于频繁地使用强碱性的劣质洗发液。这样会使头发中油脂很大程度地减少，油脂一旦减少，头发的横向粘连也很容易分开，头发便分叉。

（3）吸烟、睡眠不足、阳光曝晒以及不当的频繁染发、烫发、漂发，电吹风过热等，均可引起头发分叉。头发最主要的组成是蛋白质与纤维，纤维与纤维束之间有一些间隙，间隙内布满了会吸收水分的天然保湿因子NMF，而过度烫发、吹风或日晒则会严重破坏发表层毛鳞片和蛋白质纤维，导致自然保湿因子流失，造成头发受损，同时变得干燥，失去光泽，从而分叉。

（4）精神抑郁、性格暴躁、操劳过度、状态不佳，也是导致头发枯黄干燥的重要原因。

14. 哪些原因会导致发质变细？

人的发质到了中老年时期就会有变细的倾向。肾脏功能会随着年龄的增长而逐渐衰退，激素的分泌也会自然减少，因而使得发质也会变得不好。可适当服用何首乌等中药来滋补肾脏，以起到强化血液循环的作用。

如果年轻人出现发质变细的情形，多半是因为贫血或肾脏机能不佳。他们通常会有饮食不正常、熬夜、压力过大、吸烟、过度性行为等不良生活习惯，如果能找出真正的原因并加以调整，就能恢复强健的发质。

15. 天生卷发的人与一般人有何不同？

无论男性还是女性，如果天生长着一头又浓又密的卷发，而并非后天烫发形成的，这种人往往具有极强的性能力。性功能的旺盛，往往使他们非常喜欢鱼水之欢，甚至过度追求性快乐，所以这些人往往极容易患有肾亏腰痛等病症。天生卷发之人在养生方面应该培养更多的兴趣爱好，防止过度的性生活。

16. 脱发的基本类型及解决办法

脱发有多种类型，不同类型的脱发有不同的解决办法。

（1）脂溢性脱发。常常出现在中青年身上，表现为头皮上有较厚的油性分泌，头发光亮，稀疏而细，或者头发干燥，头屑多，无光泽，稀疏纤细。

解决办法：应注意饮食清淡，少食刺激性食物，多吃水果、青菜或内服维生素 B_6、维生素 B_2 等。

（2）病理性脱发。主要源于病毒、细菌、高热对毛母细胞造成损伤，抑制了毛母细胞正常分裂，使毛囊处于休克状态而导致脱发，如急性传染病、长期服用某种药物等。

解决方法：多休息，身体康复或停药后头发会重新长出。

（3）化学性脱发。有害化学物质对头皮组织、毛囊细胞的损害导致脱发。

解决办法：不使用刺激性强的染发剂、烫发剂及劣质洗发用品。

（4）物理性脱发。空气污染物堵塞毛囊、有害辐射等原因导致的脱发。

解决办法：不要使用易产生静电的尼龙梳子和尼龙头刷，在空气粉尘污染严重的环境戴防护帽并及时洗头。

（5）营养性脱发。消化吸收机能障碍造成营养不良，导致脱发。

解决方法：加强营养，多吃蔬果、海带、桑葚、核桃仁。

（6）肥胖性脱发。大量的饱和脂肪酸在体内代谢后产生废物，堵塞毛囊，导致脱发。

解决方法：少吃油腻的食物，加强体育锻炼。

（7）遗传性脱发。脱发也是有遗传性的，一般男性呈显性遗传，女性呈隐性遗传。

17. 脂溢性脱发的原因

脂溢性脱发，是在皮脂溢出的基础上引起的一种脱发，简称为脂脱，一般人叫秃顶。脂溢性脱发的发生可能与下列因素有关：

（1）遗传因素。患者多有家族遗传特征，可能是一种常染色体显性遗传性疾病。

（2）激素因素。雄激素过多，可导致皮脂分泌过多，形成毛囊口的栓塞，毛囊发生营养障碍，使毛囊发生萎缩而形成脱发。

（3）精神因素。当精神经受了创伤，出现紧张、忧郁、焦虑时，可刺激皮脂腺分泌增强，导致脂溢性脱发的发生。

（4）肥胖因素。肥胖者易发生脂肪代谢障碍，而致皮脂分泌旺盛，出现大量皮脂溢出，从而造成脱发。

（5）其他因素。肠胃功能发生紊乱、饮食不当和头皮屑过多等，均可加重脂溢性脱发。

18. 为什么消极情绪会导致脱发?

消极情绪也是导致脱发的原因之一。皮肤是一种上皮组织,具有覆盖人体的生理功能,头发附属于皮肤。头发的根子深深扎在真皮层里,叫作毛囊。为毛囊提供营养的是毛细血管,神经系统有调节管理毛细血管的功能。当人处于情绪不安的状态下,交感神经开始紧张,促使毛细血管收缩,导致毛囊的血液供应发生障碍,从而导致营养吸收不良,使毛发的生长受到干扰,造成脱发。另外,当人愤怒、哀伤、抑郁、烦躁的时候,胃肠道功能会受到抑制,使胃液分泌减少、胃肠蠕动减缓,从而影响食欲和消化吸收,造成营养缺乏,由此引起头发脱落。另外,头发的主要成分是蛋白质,精神紧张会造成消化不良,可妨碍蛋白质的摄取,导致头发干枯脆弱。

保持情绪稳定、避免烦躁是防治脱发的好方法。要加强精神上的自我保护能力,在烦恼的时候不要暗自哀伤,尽量去参加一些轻松的活动以分散注意力,排解内心的不快。

19. 为何脱发者要防范心脏疾病?

据国外的一份研究报告指出,年龄在 21 ~ 55 岁的男士,如果头顶严重光秃,患心脏病的机会是一般人的 3 倍多。这项由波士顿大学医院进行研究的结果认为,秃顶与心脏病相关的可能在于一种导致秃顶的男性激素二氢睾丸酮在作怪,这种东西可能影响血液中栓塞动脉的胆固醇的含量。而据调查,在胆固醇水平相同的情况下,秃顶男子患心血管疾病的概率要比头发浓密者高出近 3 倍。

专家们因此建议,正在频频脱发或已经秃顶的青中年男士,应格外关注其血压和胆固醇水平,应遵守合乎标准的生活方式,消除可导致心脏病的种种因素,例如节食、控制体重、适当做运动、戒烟、治疗高血压等。

20. 什么情况下头发会急剧脱落?

头发源于气血,所以一般来说,脱发是肾气不足的表现。急剧脱发则是指患者感觉明显、数量较多的头发脱落，致使头发变稀，甚至光秃的现象。

引起脱发的原因很多，除了日常头发护理不正确外，其他原因也可导致脱发。比如，急性传染病如伤寒、流行性脑膜炎、贫血、肿瘤、麻风等，可因干扰毛发营养导致脱发；内分泌疾病如脑垂体机能减退、甲状腺功能减退等均可引起脱发；头发皮肤病，如毛囊炎、癣、硬皮病等均可引起局部脱发；化疗药物如氨甲蝶呤，以及X线照射，均能损害头发的正常生长，从而造成脱发。

另外，失眠、焦虑、忧郁等精神状态欠佳也可导致缓慢脱发，而高度的精神紧张可以导致快速脱发。

21. 斑秃性脱发是怎么回事？

斑秃性脱发，是指头皮上片状、圆形脱发，可以是一片或多片脱发。该症多发于青年人，男女发病率大致相同。因斑秃影响美容，故患者有一定心理压力。通常脱发区边界清楚，局部皮肤正常，不痛不痒。这种现象在民间有"鬼剃头"的说法，因为大多数病人没有不适感觉，往往是在无意中发现或由别人发现。

发生斑秃的原因尚不完全清楚，一般认为与精神过度紧张、精神上的剧烈创伤、局部病灶、肠道寄生虫病以及内分泌紊乱等因素有关。斑秃一般多能自愈，故不必过分担心，斑秃患者首先应该去除诱因，解除思想上的顾虑，心情愉快反而有利于恢复。也可使用适当的药物，如内服谷维素、安定片、维生素E及补肾、养血、祛风的中药（如二至丸、桑麻丸、八珍丸）等。

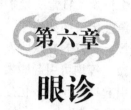

第六章

眼诊

望眼诊病的依据和方法

1. 眼睛的主要组织及功能

人的眼睛近似球形，位于眼眶内。正常成年人眼球前后径平均为 24 毫米，垂直径平均 23 毫米。最前端突出于眶外 12 ~ 14 毫米，受眼睑保护。眼球包括眼球壁、眼内腔和内容物、神经、血管等组织。

眼球壁主要分为外、中、内三层。外层由角膜、巩膜组成。前

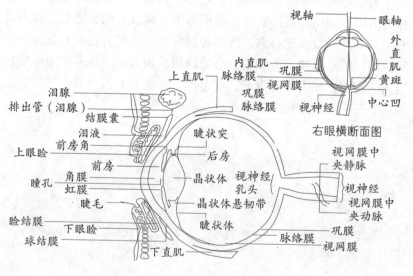

图 6-1　眼睛的构造

1/6 为透明的角膜，其余 5/6 为白色的巩膜，俗称"眼白"，眼球外层起维持眼球形状和保护眼内组织的作用。角膜是接受信息的最前哨。中层又称葡萄膜、色素膜，具有丰富的色素和血管，包括虹膜、睫状体和脉络膜三部分。内层为视网膜，是一层透明的膜，具有很精细的网络结构及丰富的代谢和生理功能，也是视觉形成的神经信息传递的第一站。

眼内腔和内容物。眼内腔包括前房、后房和玻璃体腔。眼内容物包括房水、晶体和玻璃体，三者均透明，与角膜一起共称为屈光介质。房水由睫状突产生，有营养角膜、晶体及玻璃体，维持眼压的作用。晶体为富有弹性的透明体，形如双凸透镜，位于虹膜、瞳孔之后、玻璃体之前。玻璃体为透明的胶质体，充满眼球后 4/5 的空腔，主要成分为水。玻璃体有屈光作用，也起着支撑视网膜的作用。

2. 眼睑的组织结构以及生理状态

眼睑俗称眼皮，位于眼球前方，构成了保护眼球的屏障。眼睑分上睑和下睑，上、下睑之间的裂隙称睑裂。睑裂的内、外侧端分别称内眦和外眦。内眦呈钝圆形，附近有一个微陷的空间，叫作泪湖。泪湖底上有蔷薇色的隆起称泪阜。上、下睑的内侧端各有一个小突起，突起的顶部有一个小孔，叫泪点，是泪小管的开始处。

眼睑的正常位置应该是眼睑与眼球表面紧密接触，形成一个毛细间隙，使泪液能吸附在这一毛细间隙中，随着瞬目动作向内眦流动，同时润泽眼球表面。上、下睑的睫毛分别向前上、下方整齐排列，它们阻挡尘埃、汗水等侵入眼内，但绝不与角膜相接触。在内眦部睑缘前唇的上下泪点，依靠在泪阜基部，以保证泪液能顺利导入。一旦这些解剖关系发生异常，不但无法完成正常的生理功能，还会对眼球造成危害。

3. 如何理解中医中的"五轮八廓"学说

"五轮八廓"中国古代医家阐述眼与脏腑相互关系并指导诊治眼病的两种学说。

五轮为肉轮、血轮、气轮、风轮、水轮的合称。它将眼由外向内划分为5个部分，分属于不同的脏腑，眼睑为肉轮属脾胃，两眦血络为血轮属心与小肠，白睛为气轮属肺与大肠，黑睛为风轮属肝、胆，瞳孔为水轮属肾与膀胱。从而把眼局部与脏腑统一成为一个整体，借以说明眼的生理、病理现象，指导眼部的辨证论治。如肉轮疾患多与脾胃病变有关，血轮疾患多与心、小肠病变有关，气轮疾患多与肺、大肠病变有关，风轮疾患多与肝、胆病变有关，水轮疾患多与肾、膀胱病变有关。因此，在临床上可通过观察各轮外显症状来推断相应脏腑的内在病变。五轮学说应用虽然普遍，但不宜生搬硬套。

八廓是中医眼科在外眼划分的8个部位，历代命名繁多，一般多用自然界八种物质现象或八卦名称来命名。即天（乾）廓、地（坤）廓、风（巽）廓、雷（震）廓、泽（兑）廓、山（艮）廓、火（离）廓、水（坎）廓。"五轮八廓"的中医眼科理论在古代的眼部治疗与现代的临床诊断中，都发挥了重要的作用。

4. 眼睛的什么组织称为"肉轮"？

肉轮，是指西医学中所说的上下眼睑，其包括皮下组织、睑板、睑结膜和睑皮肤。它在五脏里面属脾，在六腑里面为胃。中医认为，肉轮在五行中属土，主全身肌肉。我国眼科历来重视脾对于眼的主要作用，认为"脾虚则五脏之精气皆失所司，不能归明于母"。《银海精微》中说："脾属土，曰肉轮。在眼为上下包睑。"故眼睑疾患多与脾胃有关。脾土为后天的根本，无论全身疾病或者是眼科的疾病，都必须以调理脾胃为主，否则就是治标不治本，不能达到充分治疗疾病的目的。

5. 为什么说"气通则血通"？

五轮中的气轮是指球结膜、眼球筋膜及巩膜。气轮在五脏中为肺，在六腑中为大肠。肺主气，故称气轮。依气的来源做标准，可分为元气、宗气、营气、卫气、脏腑经络之气。

元气是人体各种气中最重要、最基本的一种，又被称为"原气""真气"。它主要由先天之精生化而成，禀生以后，又要水谷精微的滋养和补充。宗气是由水谷之气化生，是人体阳气的一部分，所以又称为"卫阳"。卫气有温煦脏腑、润泽皮毛、保卫肌肤、抵御外邪的功能。营气是由脾胃运化的水谷精微所化生，是水谷之气中比较精神、富有营养的部分。它除了有营养全身的功用外，还能化生血液。卫气是由肺吸入的清气与脾胃运化而来的水谷之气结合而成，聚集于胸中，推动肺的呼吸和心血的运行。

由上，我们可以知道，气是人体构成、生命活动的基本物质，对人体起着推动、温煦、固摄、防御、气化等作用。所以说"气通则血通，血通则百脉通畅"。

6. 为什么"血轮"与心脏关系最为密切？

血轮在五脏中为心脏，在六腑中为小肠，主全身之血脉，称为血轮，在五行中属于火。我国中医认为目得血才能看见事物，但是心火太旺盛，筋脉就会沸腾。五轮中的血轮包括内眦、外眦和附近的巩结膜，一般认为内眦为心包络，外眦属于心。心是顺应所有血脉的，如果血液倒流，就会损伤眼睛。但凡五脏气血的盈亏，都会表现在人的眼睛两眦，一般为血脉经络的显现，我们通过观察就能知道身体的疾病。

7. "水轮"与肾和膀胱的关系

水轮除了西医讲的瞳孔、中医讲的瞳子或瞳仁外，还包括有神水（房水）、睛珠（晶状体）、神羔（玻璃体）、睛膜（脉络膜）、视衣（视网膜）、目系（视神经）等。其对应内脏为肾和膀胱，肾主水，故称水轮，五行中属水，肾与膀胱相表里，共同发挥作用。

中医历来高度重视肾在整体生理功能中的地位和作用，认为"肾是先天之本""腰之腑""精之元灵""四轮不能视，唯水轮普照无遗"。眼内外水液的分布和调节，与肾主水的功能有密切关系。我们可以根据眼的视觉是否正常，判断肾所收藏的脏腑的精气是否充足。膀胱在人体水液代谢的过程中，主要有储藏精液、化气行水、排泄尿液的功能。膀胱的气化作用主要取决于肾气的盛衰。此外，膀胱属足太阳经，主一身之表，易遭外邪侵袭，也常引起眼病，所以必须引起重视。

8. "风轮" 在眼诊中的地位

风轮，指虹膜（包括角膜）。对应内脏为肝和胆，五行中属木，木生风，称风轮。肝在脏主藏血，与胆相表里，主疏泄。中医讲的肝脏，除在分泌和储藏胆汁方面与现代医学的肝胆功能基本相同外，其他在藏血、精神情志、主筋等方面存在很大差别；实际上中医讲的肝广泛涉及内分泌、大脑、生殖、心血管、脊髓、自主神经等多个方面的功能。中医认为，肝在整体的外在表现集中于血与气，贯注于眼，"五轮"理论又集中于风轮，故此风轮在眼诊中占有十分重要的地位。

9. 眼球经区是如何划分的?

眼睛和五脏有着很密切的关系，结合眼睛和经络的关系，我们可以对眼球进行合理的经区划分。具体方法如下：

两眼向前平视，经瞳孔中点做一条水平线并延伸过内、外眦，再经瞳孔中心做一垂直线，延伸过上、下眼眶。于是就把眼分为了四个象限，再把每个象限划分为两个相等的区，即成四个象区、八个等区。这八个等区就是八个区域。

一区为肺、大肠。

二区为肾、膀胱。

三区为上焦（包括膈肌以上的胸、背部、胸脘内在脏器、颈项、头面、五官和上肢）。

四区为肝、胆。

五区为中焦（包括膈肌以下、肚脐以上、上腹部、腰背及其内在脏器）。

六区为心、小肠。

七区为脾、胃。

八区为下焦（包括肚脐水平以下、小腹、腰骶、髂、臀、盆腔、生殖及泌尿系统和下肢）。

10. 望眼诊病的基本工具和操作方法

望眼诊病的基本用具不多，操作方法也很简单，且不受时间、地点的影响，能很快检测出眼睛的病症。基本工具只需要一个 7 倍左右的放大镜和一个普通的电筒，必要的时候可以再加上一个普通的眼底镜。检测方法分自我检测和医务人员检测。自我检测的时间最好不要选择在睡醒起床后，也不要在强光下进行，而应该在普通光下，用两手把眼分开，对着镜子，将眼睛左右转动，这样就可以进行自我检测。医务人员检测一般也是在自然光下进行。如果出现异常的症状，就应该用放大镜进行重点检查。需要注意的是，使用小手电筒的时候不要把光线直射患者的眼睛，因为强光对患者的眼睛有很大的损伤。

11. 望眼诊病的基本程序

望眼诊病有以下四个步骤：

（1）小手电检查。让患者坐好，眼睑放松，用左手撑开眼睑，右手握住小电筒从患者的侧面照过去，可用于检查虹膜的具体变化及瞳孔的颜色和形状。

（2）照眼像。告诉患者将所要拍摄取照的地方张开，然后选择重点地方，用数码相机快速拍摄。医生可以对照片进行系统分析，进而得出准确的诊断结论。

（3）荧屏放大。将刚刚拍摄下来的照片通过一个普通的大屏幕电视放大，让医生既可以进一步仔细观察患者的眼睛，也可以和患者进行更好的交流。

（4）电脑取像分析。用彩色打印机将相片打印出来，进行留档备份，并给患者一份，以便日后能进行更好的医学研究和临床诊断，以及患者的疾病治疗。

12. 为什么说眼底是众多疾病的窗口？

眼底就是眼球内后部的组织，即眼球的内膜——视网膜、视神经乳头、黄斑和视网膜中央动静脉。眼底的视网膜血管是人体中唯一可以看见的血管，医生可以把它当作了解其他脏器血管情况的窗口，因为它的变化在一定程度上反映了一些器官的改变程度，医生可据此来分析、判断疾病的严重程度。进行眼底检查还可以发现脑瘤、头颅外伤、脑炎、脑血管意外等众多疾病引起的由颅内血压增高而表现出血来的视神经乳头水肿及颜色变浅等。

眼部组织的病变与全身疾病

1. 白睛的颜色跟疾病的关系

白睛又名"白眼""白珠""眼白"。白睛的颜色青白洁净为正常色，说明身体健康无病。如果白睛的颜色发生变化，则说明体内有不同的疾病发生。

两眼球结膜与巩膜部呈黄色，多为胸部疾病，红色者多为胸腹部病变，黑色者多为下腹部病变，青蓝色者多为两侧下腹部病变。

白睛呈蓝白色主要见于儿童和孕妇。这些人眼白发蓝，外观显得干净漂亮，其实这是贫血的表现。凡患中重度贫血者，眼巩膜都呈蓝白色。

白睛上出现绿点多半是患有肠梗阻。

白睛变黄是出现黄疸，是肝病或胆管疾病、妊娠中毒及一些溶血性疾病所引起的。

白睛有出血片是动脉硬化，特别是脑动脉硬化的信号。

白睛常有小红点是毛细血管末端扩张的结果，最多见于糖尿病人。

白睛苍白显示患有心脏病和循环系统疾病，眼球严重发白者肺部有病。

2. 为什么要特别注意白睛充血的症状？

白睛上出现充血是疾病的征兆，如果出现血片，这预示可能患有脑动脉硬化；如果白睛上出现的是小红点，这是毛细血管末端扩张的结果，多见于糖尿病。

动脉硬化的形成过程是相当缓慢的，它并不是到老年才开始发展起来的，而是随着年龄的增长发生进行性的扩散及加重。因此，及早认识和预防脑动脉硬化是十分重要的。

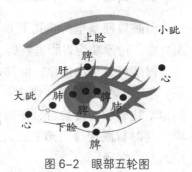

图6-2 眼部五轮图

糖尿病临床上以高血糖为主要特点，典型病例可出现多尿、多饮、多食、消瘦等表现，即"三多一少"症状。

3. 白睛内出现绿点有什么疾病征兆？

一般来说，白睛内出现绿点是肠梗阻的疾病征兆。

肠梗阻是指自空肠起点至直肠之间任何一段肠管的肠内容物运行受阻，表现为受阻部位以上的肠管扩张、肠内容物积存和蠕动功能紊乱，出现腹痛、腹胀、呕吐、不能排气和排便等症状。

肠梗阻的发病有缓、急之分。急性肠梗阻很常见，发病率仅次于急性阑尾炎，病情发展较快，可引起死亡，所以早期诊断和治疗十分重要。慢性肠梗阻也不少见，虽然发病较缓慢，但也需及时诊断和处理原发疾病。

4. "白睛肝征"是什么意思？

白睛肝征是指白睛内下方毛细血管呈充血、扩张、淡青色，具有这样症状的人可能患有肝炎。

肝炎是肝脏的炎症。肝炎的原因可能不同，最常见的是病毒造成的，此外还有自身免疫造成的，酗酒也可以导致肝炎。常见的肝炎疾病有乙肝、脂肪肝、酒精肝。目前国际上公认的有五个型，即甲型、乙型、丙型、丁型和戊型五种。肝炎的早期症状及表现为：食欲减退，消化功能差，进食后腹胀，没有饥饿感，厌吃油腻食物，如果进食便会引起恶心、呕吐，活动后易感疲倦。

5."白睛胃征"有哪些症状?

白睛胃征是指两瞳孔下方,白睛上的毛细管呈允血、扩张、红黑之象,可诊断为胃肠道疾病,如胃酸过多、肠胃炎等。

胃酸可以帮助消化,但如果胃酸过多,反而会伤及胃、十二指肠,甚至将黏膜、肌肉"烧破",造成胃溃疡或十二指肠溃疡等疾病。当你吃比较酸的食物时,如梅子、醋等,就会进一步刺激胃酸的分泌,这时胃酸便会渗透到已经破损的胃黏膜(溃疡),从而刺激胃肠而发生疼痛。

胃肠炎是指胃黏膜和肠黏膜发炎,常见症状包括:严重呕吐和腹泻,常连带有腹部痛性痉挛及绞痛;发烧、出汗,可因长期、大量丧失体液而致脱水甚至休克。呕吐物和粪便中可能有少量血;呕吐、腹泻等症状2~4天后便停止,但也可能持续更长时间。病因可以是细菌、病毒、农药、食物本身的毒素、食物和食物起的化学作用或其他无机性物质污染等。

6.如何通过白睛部位诊断癌症?

癌症是机体在环境污染、化学污染(化学毒素)、电离辐射、自由基毒素、微生物(细菌、真菌、病毒等)及其代谢毒素、遗传特性、内分泌失衡、免疫功能紊乱等各种致癌物质、致癌因素的作用下导致身体正常细胞发生癌变的结果,癌症是危害人类健康最大的杀手。

对付癌症最好的办法就是预防。以下白睛讯号,如有两项以上相兼出现时,应提高警惕。

(1)白睛颜色苍白、呆滞、晦暗或黄染。

(2)眼球上半部血管紫暗,呈"一"字或"V"形走向。

(3)眼球巩膜有薄雾斑状阴影圈,中间有黑色瘀点(即中间深黑,四周浅淡的阴影状圆圈),整个颜色暗灰无光。另外,黑色圆圈也有诊断意义。

(4)白睛血管呈螺旋形状弯曲、怒张、颜色鲜红。

(5)白睛血管呈树叶叶脉状走向,颜色鲜红。

（6）赤脉贯瞳，甚或白睛血管鲜红、怒张、至少两条以上延伸穿过瞳孔。

7. 白睛出现什么症状可诊断为痔疮？

在白睛上出现由下向上行走的扩张、弯曲、充血的血管，并且颜色有鲜红、淡红或红中带黄、红中带黑等，这种现象是痔疮的征兆。

中医望诊认为，当痔征出现在左眼，则痔核在肛门左侧；出现在右眼，则痔核在肛门右侧。痔征表现为一条，并且末端未分支，这表明只有一个痔核；痔征表现为一条，并且末端有分支，或者在同一位置上呈现两条痔征，表明有两个痔核；痔征条数多，或分支多的表明痔核的个数也多。痔征细小，不很曲张，不很明显，表明痔核很小；痔征粗，并且曲张有力，表明痔核很多。痔征的根部特别膨胀，或数条并在一起，表明痔核有脱垂的现象。

8. 黑睛疾病有哪些症状？

黑睛又名黑珠、黑仁、乌睛、乌珠等，位于眼珠正前方，为五色透明而近圆形的膜，周边与白睛相连，具有卫护瞳神的作用，也是保护神光发越的组织之一。黑睛因暴露于外，直接与外界接触，除易受外伤外，也易受风热邪毒侵袭，还可由眼睑、两眦、白睛、瞳神等病变，以及某些全身性疾病的影响而发病，故黑睛疾病发生率高，是眼科的常见病。

黑睛疾病的特点：

（1）黑睛晶莹透明，发病易致混浊，为星点翳膜，导致视力不同程度下降，甚至严重影响视力；愈后结成厚薄不一、程度不等的瘢痕翳障，从而影响黑睛之透明度，障碍视力，是外障眼病中危害视力最为严重的一类眼病。

（2）黑睛感觉敏锐，一旦发病，自觉症状剧烈，可出现畏光、疼痛等。

（3）黑睛无血络分布，营养供应差，抵抗力低，病变修复慢，发生病变往往需要较长时间才能痊愈。病情若向纵深发展，可引起黑睛溃烂，甚至黄液上冲。若黑睛溃破，可变生蟹睛等恶候。

（4）围绕黑睛四周有丰富的血络分布，黑睛染病常出现抱轮红赤。

9. 怎样从瞳孔的变化看出人的疾病？

中医认为，瞳孔在五行中属于肾，肾主藏精，是气血虚与足的具体表现。正常的瞳孔为圆形，黑色透明，两侧等大，直径约 2.5 毫米。除生理调节变化外，如果瞳孔直径小于 1.5 毫米或大于 5 毫米，边缘不规则，色泽异常，对光反应迟钝或消失等，则表示一些疾病可能已发生。

（1）瞳孔呈白色，常见于白内障、虹膜睫状体炎、青光眼、眼外伤、高度近视，或全身性疾病，如糖尿病。如发现自己的瞳孔变白，应去眼科、内科做详细检查。

（2）瞳孔呈青绿色，常见于青光眼。正常眼球内具有一定的压力，当眼压过高发生青光眼时，可由于角膜雾状水肿及眼内一系列改变，使瞳孔发出一种青绿色反光，眼球会变得像硬橡皮一样，双眼胀痛欲裂。

（3）瞳孔呈红色，常见于眼外伤或某些眼底出血疾患。根据眼内出血的多少，瞳孔可呈不同的形态，视力也有不同程度的损害。

10. 正常人的瞳孔是怎样的？

瞳孔是眼睛虹膜中央的孔洞，为光线进入眼睛的通道。因为内部吸收的关系，外观呈黑色。它在亮光处缩小，在暗光处散大。在虹膜中有两种细小的肌肉，一种叫瞳孔括约肌，它围绕在瞳孔的周围，宽不足 1 毫米，它主管瞳孔的缩小，受动眼神经中的副交感神经支配；另一种叫瞳孔开大肌，它在虹膜中呈放射状排列，主管瞳孔的开大，受交感神经支配。这两条肌肉相互协调，彼此

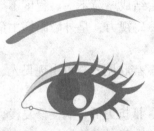

图 6-3　正常人的瞳孔

制约，一张一缩，以适应各种不同的环境。

正常人的瞳孔为圆形，直径约 2.5 毫米，两侧大小相等。观察瞳孔的变化，对了解一些疾病，特别是颅内的疾病及中毒性疾病的变化，以及对危重患者的诊断和急救等，都具有重要意义。

11. 如何根据巩膜变化诊断蛔虫病？

蛔虫病是蛔虫寄生于人体所引起的疾病，除肠道症状外，有时可引起严重的并发症，如胆管蛔虫病、肠梗阻等。肠道蛔虫感染者及病人为本病的传染源，生食未洗净的瓜果、蔬菜是受染的重要因素，感染性虫卵经口吞入为主要传播途径。人对蛔虫普遍易感，儿童感染率尤高。

我们可以通过观察眼白诊断蛔虫病，患有蛔虫病的孩子常会在巩膜上出现蓝色的斑块，呈三角形、圆形或半月形，多分布于巩膜网状毛细血管的顶端，不突出表面。

对于蛔虫病的预防，要加强宣传教育，普及卫生知识，注意饮食卫生和个人卫生，做到饭前、便后洗手，不生食未洗净的蔬菜及瓜果，不饮生水，防止食入蛔虫卵，减少感染机会。

12. 通过角膜或角膜缘带的变化判断人的疾病

角膜是位于眼球前壁的一层透明膜，有五层，我们可以根据角膜或角膜缘带的变化判断人的疾病。

（1）如果角膜缘为环状棕色，并且色素沉润，表明患者肝胆湿热，出现了代谢性的肝胆病或者肝损伤。

（2）如果角膜缘带有棕色半月环状浸润，表明患者肝脏系统有可能发生了病变。

（3）如果角膜缘色素浸润，表明患者肝火旺盛，可出现头疼、眩晕、耳鸣、情绪不稳定、疲劳等症状。

（4）如果患者角膜带呈现为白色雾状半月环，表明患者可能患有轻度代谢障碍或者脑动脉硬化疾病。

13. 如何通过观察虹膜来诊断疾病?

人人都知道指纹可识别身份,其实眼睛虹膜也具有唯一性。每个人的虹膜都不一样,不仅能识别身份,还能透露病症信息。看虹膜诊断疾病的主要症状有如下几种:

如果虹膜的最外环出现了紫色,并带有雾状的整环或半环则是微静脉充血,如果由浅蓝色渗白色,则为贫血现象。

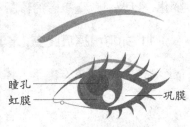

图 6-4　眼部结构

如果虹膜内有大面积或者零散的瘀斑,表明患者肝血瘀塞,外伤造成内出血,或者是酒精中毒,或者是化学物质引发的中毒。

如果虹膜颜色暗淡,表明上下肢血液回流受阻,双腿乏力,并伴有酸痛。

如果虹膜内有胬肉,并且同时出现了深色的斑块,表明患者代谢发生障碍。

如果患者虹膜发黄,表明患者可能患有肝炎。

14. 通过眼部组织的变化来判断头痛

中医眼科认为,通过眼部组织的变化能诊断出头痛方面的疾病,比如:

外巩膜上方微血管向上伸展,并且伴有色素鲜红,经常头昏脑涨、疼痛难忍,这些症状一般是慢性消耗性、精神性疾病的征兆。

内眦微血管变粗,色绛而呈波浪状向上扩展,并且伴有巅顶或者前额疼痛,疼痛还不断加剧,这些症状表明患者可能患有高血压或者感染性疾病。

外眦上方呈现为双爪一样的经络,这是偏头痛或者神经性头痛的征兆。

虹膜淡灰白色,有很多瘀斑,并且内眦角增生的血管表现为栓塞状态,这些是肝郁头痛的信号。

内眦上方血管交叉，下方呈现为栓塞性增生，这是前额疼痛、慢性结肠炎的预兆。

15. 眼睛的外眦变化能反映出什么样的疾病信号？

眦是上睑与下睑的交接处，内眼角交接处叫内眦，外眼角相交处叫外眦。外眦的变化可以反映出身体的一些疾病。

外眦角呈现绛紫色，色块充血，这是精神不集中、失眠的征兆。

外眦角血管呈现钩状，这是心血管疾病的信号。

外眦角增生与大面积充血混合，这是焦虑、精神不正常、失眠多梦、心律不齐等心脏疾病的信号。

如果患者外眦下三角区血管钩状增生，男性则可能患有前列腺、睾丸方面的疾病，诸如睾丸肿大、小便不利、前列腺炎等。若是女性则有可能患子宫肌瘤等病症。

如果患者外眦三角区血管异常，那么患者很有可能患有心脑血管等神经功能障碍、抑郁、失眠、自闭等方面的疾病。

16. 根据睑结膜或球结膜的变化诊断疾病

睑结膜或球结膜的变化也会反映出身体的疾病，具体表现在以下几个方面：

如果球结膜出现黄色，表明患者很可能患有肝脏方面的疾病。

如果眼上部睑结膜或球结膜血管出现网状增生，表明患者肩背部可能有疼痛出现。

如果眼下部睑结膜或球结膜血管出现网状增生，这是患者胃和十二指肠病变的信号。

如果眼上部睑结膜或者巩膜区出现大量栓塞性新生血管，则表示颈部和背部大面积受到劳损。

17. 内眦或外眦部位出现哪些症状可能会引起眩晕？

眩晕是目晕和眼晕的总称，以眼花、视物不清和昏暗发黑为眩，以视物旋转，不能站立为晕，因两者常同时并见，故称眩晕。

中医认为，通过面诊我们也能诊断出一个人是否会有眩晕症状。

内眦上方出现螺旋状血管，并且眼角大面积出血，这些现象表明患者可能有眩晕症状。

外眦角有粗大的血管出现弯曲，并且同时伴有颜色的加深，这表明患者可能患有心血管疾病，进而引发眩晕症状。

18. 外眦部位哪些变化会反映失眠?

失眠是指患者对睡眠时间或质量不满足并影响白天工作的一种主观体验，它是以经常不能获得正常睡眠为特征的一种病症。中医认为失眠以七情内伤为主要原因，其涉及的脏腑不外心、脾、肝、胆、肾，其病机总属营卫不和，阴阳失调为病之本，或阴虚不能纳阳，或阳虚不得入阴。阴阳失和是失眠的关键所在。

通过面诊也能诊断出我们是否患有失眠现象，其方法是：

（1）外眦有出现弯曲形状的血管，这表明患者可能有失眠方面的症状。

（2）外眦角及其上方呈现出索状绛色并且出血，这表明患者可能患有顽固失眠症。

19. 眼睛容易疲劳预示着身体怎样的状况?

当我们睡眠不足时，首先会导致视力变得模糊，而眼睛也容易感到疲劳。

肝脏会在我们晚上入睡后，开始行使血液的净化功能并给予身体适当的营养，以应付第二天的活动使用。若睡眠不足，会使得肝脏的正常工作无法彻底完成，因而造成眼睛的供血不足，同时也很容易感到疲劳。

以中医的观点来说，眼睛是从肝脏吸收养分的，因此眼睛特别容易疲劳或是视力模糊的人，表示肝脏功能较为虚弱。西医理论中也提到，当肝脏功能发生异常时，会引发眼睛疲劳以及视力减退等不适症状。当透过精密仪器检查发现肝功能指数出现异常时，肝细胞早已受到损害了。因此建议容易感到眼睛疲劳的人，要多注意一下肝脏的健康。

20. 眼睛与肝脏的关系

眼睛是肝脏的官窍。眼大的人肝就大，眼小的人肝就小。眼睛深陷的人肝坚实，眼睛向外突出的人肝较脆弱。眼睛在面部的位置较高的，肝的位置就较高；眼睛在面部位置较低的，肝的位置就较低。眼睛在面部位置偏斜，肝的位置就偏斜；眼睛在面部的位置端正，肝的位置也就端正……这就是用眼睛的形貌、位置和大小来判断体质的方法。

21. 眼睛色泽的差别与健康的关系

眼睛的色泽有明暗、清浊、深浅的差别。眼睛色泽明亮，说明人的神气充足；色泽晦暗，说明人的神气亏虚；眼睛色泽清澈，说明病在阳；眼睛色泽秽浊，说明病在阴；眼睛色泽较淡的，说明病属虚；眼睛色泽较深的，说明病属实。综合起来说，眼睛的色泽深而且明亮的，是太过；眼睛色泽暗淡且秽浊晦暗的，是不足。太过的，病在身体外部；不足的，病在身体内部。通过观察眼睛的气色，可以推知脏腑的情况；通过对脏腑的了解，就可以推知其病症了。

22. 患有高血压的人在眼部组织上会有哪些变化？

在未服药情况下，成年人（年龄大于 18 岁）收缩压 ≥ 140 毫米汞柱和（或）舒张压 ≥ 90 毫米汞柱为高血压，常伴有脂肪和糖代谢紊乱以及心、脑、肾和视网膜等器官功能性或器质性改变，以器官重塑为主要特征。

中医眼科认为，患有高血压的人在眼部组织上会出现一些变化，其鉴别方法是：

（1）角膜缘和虹膜出现棕色的浸润状积聚。

（2）虹膜发生变形，出现金银色全月环。

23. 心血管疾病的症状会表现在眼部吗？

心血管疾病（心脏和血管疾病）是多种疾病的总称，通常与动脉粥样硬化有关。如果脂斑在动脉血管内壁沉积，就可能逐渐发展为动脉粥样硬化。脂斑沉积会导致动脉血管变窄，血液很难通过。如果形成血栓，则可能阻断血液流动，导致心脏病发作或中风。

心血管疾病患者会表现出很多的症状，尤其在眼部，具有明显的特征。如：眼睛的外眦角出现钩状增生，这提示患者可能患有心血管疾病；眼睛外眦角出现一条线与钩状血管交叉，这是因供血不足引起的心血管疾病的表现。

24. 咳嗽时眼部组织会发生哪些变化？

咳嗽是人体的一种保护性呼吸反射动作，通过咳嗽反射能有效清除呼吸道内的分泌物或进入气道的异物。但咳嗽也有不利的一面，剧烈咳嗽可导致呼吸道出血，如长期、频繁、剧烈咳嗽会影响工作、休息，甚至引起喉痛、音哑和呼吸肌痛，则属病理现象。

中医认为"咳因外感六淫，脏腑内伤，影响于肺所致有声有痰之症"，这都会在人的身体上表现出一定的变化，尤其是眼睛。比如睑裂区、整个球结膜以及虹膜呈现为脂肪网状覆盖，颜色发黄，并且伴有不规则点状充血现象出现，这提醒患者可能患有老年气管炎。

25. 怎样通过观察眼部组织的变化诊断肝病？

中医认为，眼部出现下面的病变一般是肝病或者肝癌的征兆：

（1）灰黄色色素侵入角膜缘，并且巩结膜呈现为淡黄色，这预示患者可能患有急性肝炎或者慢性肝炎。

（2）虹膜出现半月环，并且伴有深褐色的斑点，这是脑血管硬化或者肝中毒的预兆。

（3）虹膜出现局部性的扩张，并且角膜缘环呈现深棕色，同时瞳孔显色很小，这表示患者可能患有肝硬化。

（4）瞳孔与虹膜都已经发生变化，颜色也发生突变，并且同时巩膜呈现为淡黄色，提示患者可能患有肝病，甚至患有肝癌，应该立即去医院确诊。

26. 眼部组织的哪些变化预示有胃炎或胃癌?

中医认为，我们可以通过睑结膜的现象预测一个人是否有胃炎或胃癌的病症，主要有以下几个方面：

睑结膜出现条索状血管增生，并且血管发生充血，往往球结膜区也会出现双血管曲状的症状，有此类现象的人可能患有慢性胃炎。

眼下部球结膜或者睑结膜的血管出现树干状增生，还有色绛、粗大，同时睑结膜出现紫色沉润，这些症状预示患者可能患有胃癌。

睑结膜出现明显的条索状血管并且向虹膜不断扩展，同时血管尽头处有一个明显的黑点，这是慢性胃炎的征兆。

眼睛下部睑结膜新生血管呈现螺旋状向眼角膜延伸，并且血管粗大，颜色很深，往往巩结膜也出现水肿，呈现出淡黄色，这预示着可能有胃炎或胃癌。

27. 如何通过眼部组织变化诊断女性白带异常?

白带是妇女从阴道里流出来的一种白色液体，白带分为生理性白带和病理性白带。病理性白带多是由炎症引起的，临床上常见的病理性白带有：无色透明黏性白带、白色或灰黄色泡沫状白带、凝乳状白带、水样白带等。白带的形成与雌激素有着密切的关系，当雌激素的分泌达到高峰时，会出现白带量多、白带透明、白带像蛋清样具有黏性并能拉成丝状。

当女性的白带呈现以上几种症状时，一定要引起重视，及时进行检查和治疗，避免妇科疾病的进一步发展和恶化，给女性带来严重的危害。中医认为，我们可以通过眼睛了解患者是否患有白带异常。其方法是：

（1）眼睛内眦呈现为淡白色，并且女性的三角区表现为淡白色，还有充血现象发生，这些症状说明患者可能有白带异常。

（2）眼睛虹膜呈现半月环浸润，并且三角区呈现深红色，也有充血现象发生，这些提醒患者可能患有白带异常。

28. 如何从外眦角诊断子宫肌瘤？

子宫肌瘤又称子宫平滑肌瘤，是女性生殖器最常见的一种良性肿瘤。多无症状，少数表现为阴道出血，腹部触及肿物，以及压迫症状等。如发生蒂扭转或其他情况时可引起疼痛。中医认为，子宫肌瘤也可以通过眼睛出现的异常来诊断，其诊断方法是：外眦角下方出现一条深红色的血管，这提示患者可能患有子宫肌瘤疾病；外眦角下方出现多条弯曲的、并且不断向虹膜延伸的深色血管，这也提醒患者可能患有子宫肌瘤。

29. 瞳孔的变化是否预示患有卵巢囊肿？

卵巢囊肿在临床上多表现为小腹疼痛、白带增多、白带色黄、白带异味、月经失调，而且通常小腹内有一个坚实而无痛的肿块，有时性交会发生疼痛。当囊肿影响到激素产生时，可能出现诸如阴道不规则出血或体毛增多等症状。囊肿如发生扭转，则有严重腹痛腹胀、呼吸困难、食欲降低、恶心及发热等。较大的囊肿会对膀胱附近造成压迫，引起尿频和排尿困难。当这些症状比较严重、出血频繁且同时出现时，女性患卵巢囊肿的可能性更高，病变恶性卵巢癌的危险也就更大。

中医认为，通过眼睛瞳孔的变化也能诊断一个人是否患有卵巢囊肿，比如瞳孔明显缩小，这提示患者可能患有卵巢囊肿等疾病。

30. 虹膜出现什么症状可能患有乳腺纤维瘤？

乳腺纤维瘤最主要的临床表现就是乳房肿块，而且多数情况下，乳房肿块是本病的唯一症状。乳腺纤维瘤的肿块多为患者无意间发现，一般不伴有疼痛感，也不随月经周期而发生变化。少部分病例乳腺纤维瘤与乳腺增生病共同存在，此时则可有经前乳房胀痛的症状。

中医认为，可以通过眼睛虹膜的病变推测一个人是否患有乳腺纤维瘤，其方法为：眼睛虹膜内出现黑色斑块，这预示患者乳房有肿块；眼睛虹膜形状发生不规则变形，同时伴有零散的深色或者灰色的斑点，这提示患者可能患有乳房肿块。

31. 眼部组织出现哪些症状可能患有经期综合征?

经期综合征是指在经期或行经期前后发生的下腹部疼痛,常伴随有恶心、呕吐、腹泻等,严重的可出现面色苍白、手脚冰冷、冷汗淋漓等症状,并伴随月经周期反复发作,多见于未婚或未孕的女性,往往生育后就会减轻或消失。

患有经期综合征时,眼部组织会表现出一些症状,比如:

(1)眼睛的瞳孔细小,而且呈现灰白色混浊状态,虹膜的纹理也不能清楚看见,这种现象显示患者经行肿胀。

(2)眼睛的睑结膜和内眦呈现淡白色,而虹膜呈现浅红棕色,这是经行头痛的征兆。

(3)眼睛的虹膜表现为棕黑色,纹理也不能清楚可见,并且伴有角膜缘上半月环状色素沉润,以及瞳孔显得很细小、颜色为灰白色,同时女性的生殖区域出现黄色或大面积充血,这提示患者可能患有经行腹胀。

32. 功能性子宫出血在眼部组织会有哪些病变?

功能性子宫出血,简称功血,是一种常见的妇科疾病。功血表现为月经周期不规律、经量过多、经期延长或不规则出血,它是由于神经内分泌系统功能失调所致。正常月经周期有赖于中枢神经系统控制,下丘脑—垂体—卵巢性腺轴会相互调节及制约。任何内外因素干扰了性腺轴的正常调节,均可导致功血。中医认为,通过眼睛的虹膜能看出是否患有功能性子宫出血病症:虹膜出现淡黄色,外眦下方出现不规则的线状出血,这提示患者可能患有功能性子宫出血;虹膜表现为浑浊不清楚,并且出现棕褐色的半圆环,这表明患者可能患有功血等疾病。

33. 外眦部位的变化与盆腔炎有什么关系?

女性上生殖道的一组感染性疾病称为盆腔炎。盆腔炎为妇科的常见病,炎症可局限于一个部位,也可几个部位同时发病。按其发病过程、临床表现可分为急性与慢性两种。慢性盆腔炎为急性盆腔炎未能彻底治疗，或患者体质较差，病程迁延所致，但也可能无急性炎症病史。病情较顽固，当机体抵抗力较差时，可有急性发作。中医认为，我们可以通过眼部外眦的变化观察患者是否患有盆腔炎。其方法是：外眦角巩膜发生大面积充血现象，血管颜色加深，这些显示患者可能患有盆腔炎；外眦角毛细血管充满瘀斑，这提醒患者可能患有盆腔炎。

34. 月经不调时眼部组织会出现哪些症状？

月经不调是女性的一种常见疾病。凡月经周期紊乱、经期延长或缩短、出血量增多或减少，经质异常，并出现某些不适症状者，都称为月经不调。女性月经不调会反映在身体的很多方面，眼睛的相关症状尤其明显，比如：

（1）眦上方呈现深红色至紫色，布满血丝，眼膜缘带还有大面积不规则的环状灰黄色色素环。

（2）虹膜下缘能见到棕色色素沉着，眼睑为淡白色，瞳孔形状呈现心形，或者虹膜出现黑色条状色素。

（3）眼睛的瞳孔直径比正常时扩大至少 5 毫米，晶状体呈现白色或者灰白色的混浊状态，同时内眦呈现浅粉红色至白色。

35. 外眦部位如何提示闭经信号？

闭经是从未有过月经或月经周期已建立后又停止的现象，是常见症状，可由全身或局部疾病引起。年过 18 岁尚未来经的现象称原发闭经，月经已来潮又停止 6 个月（或 3 个周期）者称继发闭经，妊娠期和哺乳期月经闭止属正常生理现象，有月经但经血受阻隔不能流出（如处女膜或阴道闭锁时）者称隐经。

中医望诊认为，眼睛外眦部位的变化能显示出闭经与否，如眼睛的外眦下三角区有单纯性的血管增生，或者外眦上方（脑部神经区）出现钩状血管弯曲，角膜边缘还带有不规则的半月状棕色色素积淀等。

36. 更年期综合征在眼部组织上有哪些反映?

更年期综合征是指妇女在绝经前后,因卵巢功能逐渐衰退或丧失,导致雌激素分泌水平下降,因而引起的以自主神经功能紊乱代谢障碍为主的一系列症候群。一般女性更年期发生在 45 ~ 50 岁。更年期综合征的症状表现在焦虑、抑郁、烦躁、易怒、易哭、疲乏、皮肤蚁走感等,总觉得成群的蚂蚁在皮肤上、头发里爬来爬去,很难受,经皮肤科检查却并无异常发现。

更年期综合征在眼部组织上会有如下反映:眼睛外眦出现大血管并不断向虹膜处延伸,眼睛的虹膜显得混浊不清,同时外缘也经常出现半月状白膜并且不断呈下降的趋势,双眼充血,瞳孔呈现为灰白色至黄色,往往眼睛下缘带有棕色半月状浸润。

37. 贫血时眼部组织会发生什么变化?

贫血是指全身循环血液中红细胞总量减少至正常值以下。但由于全身循环血液中红细胞总量的测定技术比较复杂,所以贫血在临床上一般指外周血中血红蛋白的浓度低于患者同年龄组、同性别和同地区的正常标准。国内的正常标准比国外的标准略低。沿海和平原地区,成年男子的血红蛋白如低于 12.5g/dl,成年女子的血红蛋白低于 11.0g/dl,可以认定为贫血。12 岁以下儿童比成年男子的血红蛋白正常值约低 15%,男孩和女孩无明显差别。海拔高的地区一般要高些。贫血临床表现为面色苍白,伴有头晕、乏力、心悸、心急等症状。

中医望诊认为,贫血时有些眼部组织会发生变化,常见的主要有以下两种:眼睛下睑和内眦呈现淡白色,并且虹膜发生大面积的色素缺损,同时瞳孔显得很细小;眼睛下睑呈现淡白色,而虹膜边缘呈现淡棕色。

38. 亚健康的人能从眼睛上观察出来吗?

亚健康是介于疾病与健康之间的状态,又叫"第三状态""灰色状态",是指机体在内外环境不良刺激下,引起心理、生理发生异常变化，但未达到明显病理性反映的程度。亚健康在临床上常被诊断为疲劳综合征、内分泌失调、神经衰弱、更年期综合征等。在心理上的具体表现为：精神不振、情绪低沉、反应迟钝、失眠多梦、注意力不集中、记忆力减退、烦躁焦虑等。生理上的表现为：疲劳乏力、活动时气短出汗、腰酸腿疼等。

中医望诊认为，亚健康的人在面部也会表现出一定的症状，尤其是眼睛。例如当眼睛外眦角出现浅红色并伴有充血现象时，即是长期睡眠不足或者无法入睡造成的结果。眼睛瞳孔较为细小，周边不是很完整，显示患者肾功能虚弱、气血不足、腰椎变形，往往伴有腰椎疾病，不能长久静坐或者站立。

39. 如何从眼睛鉴别是否吸毒或吸烟？

吸毒指采取各种方式，反复大量地使用一些具有依赖性潜力的物质。这种使用与医疗目的无关，其结果是滥用者对该物质产生依赖状态，迫使他们无止境地追求使用，由此造成健康损害并带来严重的社会、经济甚至政治问题。吸烟的危害也不容忽视，吸烟与吸毒都会带来很多问题。

我们可以通过望诊判断患者是吸烟或吸毒，常见的分辨方法如下：

（1）眼睛角膜缘带出现环带状黄色色素积淀，并且颜色很深，这是吸入式吸毒患者的表征，而吸烟的人角膜大多出现散乱的色素，并且分散于整个巩膜，不局限在某一处。

（2）眼睛角膜缘带呈深棕色，有类似胶质的黏稠液体出现，并且还有不规则的环状色素，这表明患者曾经吸过毒。

40. 新陈代谢出现障碍时眼睛会出现哪些异常？

生物体与外界环境之间的物质和能量交换以及生物体内物质和能量的转变过程叫作新陈代谢。新陈代谢是生物体内全部有序化学变化的总称。新陈代谢是在无知觉的情况下时刻不停地进行的体内活动，包括心脏的跳动、保持体温和呼吸。很多因素会影响新陈代谢，比如年龄、身体表皮、性别、运动等。在新陈代谢过程中，除了制造出营养外,如果身体未能将食物其他部分成功代谢成为可以从排泄器官(如消化系统、泌尿系统及排汗系统、呼吸系统等)排出的废弃物,这些废弃物将遗留在身体器官里,而这些物质最终会对身体产生不良后果,形成毒害。

当身体发生代谢障碍时,眼睛会出现一些异常,比如胬肉部分入侵眼睛的虹膜,虹膜内出现深色的斑块,并且会在瞳孔出现黄色的反射斑点。

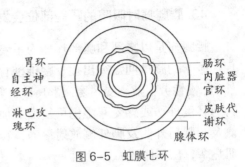

图6-5　虹膜七环

41. 眼部组织的哪些变化能诊断出患有痤疮?

痤疮是一种与内分泌异常、雄激素相对较多,造成皮脂代谢异常与毛囊、皮脂腺单位有关的慢性炎症病变,因好发于青春期,所以老百姓俗称为"青春痘"。痤疮的发病与皮脂的代谢有关,只要有生命存在就会有皮脂代谢,所以就会有发生痤疮的可能性,只是在不同年龄阶段有不同的发病率而已,一般青春发育期为高发阶段。

痤疮现象一般出现在面部,我们可以通过眼部组织的变化来进行望诊:外眦及虹膜出现出血现象,这是痤疮的表现,患者往往伴有睡眠不足;大肠区充满黄色色素和毛细血管,这是患有痤疮的表征;虹膜、角膜缘出现深棕色色素浸润,这是由于内分泌失调而引发的痤疮。

42. 骨质疏松的人眼睛有哪些症状?

骨质疏松症是以骨组织显微结构受损,骨矿成分和骨基质等成比例地减少,骨质变薄,骨小梁数量减少,骨脆性增加和骨折危险度升高的一种全身骨代谢障碍疾病。其症状表现为:腰背疼痛、身体缩短、骨折、呼吸功能普遍下降等;在眼部表现为瞳孔显得稍微散大，晶状体呈灰色至白色，周边为不规则锯齿状。

43. 腰腿痛时眼睛的哪些部位会发生变化？

腰腿痛是以腰部和腿部疼痛为主要症状的伤科病症，主要包括现代医学的腰椎间盘突出症、腰椎椎管狭窄症等。腰腿痛多因扭闪外伤、慢性劳损及感受风寒湿邪所致。轻者腰痛，经休息后可缓解，再遇轻度外伤或感受寒湿仍可复发或加重；重者腰痛，会向大腿后侧及小腿后外侧及脚外侧放射疼痛，转动、咳嗽、喷嚏时加剧，腰肌痉挛，出现侧弯。

眼诊中，如瞳孔呈现椭圆形或者扁圆形，晶状体呈现灰色至白色，虹膜边缘（内层）色素块状呈不规则的淡白色或者淡棕色，则为腰腿痛的信号。

44. 如何通过眼部症状来诊断腰椎病变？

腰椎病以腰腿痛和腰部活动受限为主要症状，同时可伴有一系列复杂的相关症状。腰椎病种类繁多，能列举出来病名的大约就有50多种，按病因分类可将脊椎病分为损伤、炎症、退变、畸形、肿瘤和其他原因6大类。比较常见的腰椎病有：脊椎损伤、脊椎炎症、脊椎退变、脊椎畸形、脊椎肿瘤、老年性骨质疏松症、氟骨症、痛风等。

腰椎疾病很容易发生，我们应该及早发现，做好早期防治。往往通过眼部的一些症状就能发现患者是否患有腰椎病变，例如：

（1）瞳孔发生偏移、缺损、颜色变黄，这说明患者具有陈旧性腰肌劳损。

（2）瞳孔发生偏移，并且虹膜周边有环形色素浸润，这说明患者有老年性的腰椎病变。

（3）瞳孔偏移，色素正常，这是腰椎受伤、脊椎变形的症状。

（4）瞳孔移位、变形，色素大致正常，这是腰椎严重损伤的征兆。

45. 当精神焦虑时眼部会发生什么变化?

焦虑症即通常所称的焦虑状态,全称为焦虑性神经病。当一个人焦虑时眼部组织会发生一些变化,我们可以通过这些变化了解此人是否感到焦虑。具体判断方法如下:

外眦上方呈现双线弯曲,表明此人焦虑不安,压力很大。

外眦上方发生深绛色血管增生,说明此人精神压力很大,同时伴有失眠、头痛、血压偏高等症状。

外眦上方发生粗大血管增生,是焦虑引起的后脑神经功能障碍疾病。

外眦上三角区血管发生扭曲并出现充血,是工作压力大引起的心脑血管神经官能症。

46. 如何根据眼部虹膜的变化诊断前列腺疾病?

前列腺疾病是男性常见多发病,几乎占泌尿外科的 60%,前列腺疾病的种类包括前列腺炎、前列腺增生、前列腺肥大、前列腺癌等。绝大部分的前列腺疾病患者有不良生活习惯,如纵欲过度、缺乏运动、喝水太少、烟草酒精的不良刺激等,这些是前列腺疾病发病的直接诱因。

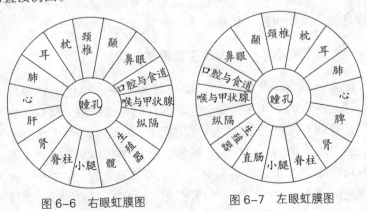

图 6-6　右眼虹膜图　　　　图 6-7　左眼虹膜图

一般来说,前列腺疾病患者的眼部组织会发生一定的变化,尤其是眼部的虹膜,我们可以根据它的变化来进行诊断。

虹膜 5 点紧靠神经环出现一个小黑道,若里边呈灰白色云雾状,说明患有前列腺炎,越白越亮则病情越为严重,为急性前列腺炎。

虹膜在 5 点处有黑色尖尖的黑道,还有的在末端出现黑点,提示患有前列腺增生。

虹膜 5 点处有黑色,灰黑色沟,无尖,提示患有前列腺肥大。

自律神经环出现许多灰白色云雾状,不规则周边或里面可见淡黄色,也有可能外环出现淡淡的药物斑,大多数自律神经环会塌下去一点,或自律神经环消失,表明患有前列腺癌。

47. 外眦发生什么变化可疑为中风预兆?

中风是以猝然昏倒,不省人事,伴发口角歪斜、语言不利而出现半身不遂为主要症状的一类疾病。因发病急骤,症见多端,病情变化迅速,与风之善行数变特点相似,故名中风、卒中。本病常留有后遗症,发病年龄也趋向年轻化,是威胁人类生命和生活质量的重大疾患。

中医认为中风为本虚标实之症。在本为阴阳偏胜,气机逆乱;在标为风火相扇,痰浊壅塞,瘀血内阻;所以中风的人会表现出一定的疾病先兆。中风后果非常严重,我们可以根据这些先兆做好预防。中风前观察外眦,会发现外眦上方一血管会发生增生并径直向角膜延伸,出现血管片状充血现象。

48. 双眼大小不一的人要注意哪些疾病?

正常人的眼睛大小一样,如果有大小不一并且十分明显的状况,这是疾病的征兆,可能患有家族性脑血管病史(脑血管病是指脑部动脉或支配脑的颈部动脉发生病变,从而引起颅内血液循环障碍、脑组织受损的一组疾病。临床上常以猝然昏倒、不省人事,或伴有口眼歪斜、言语不利和偏瘫为主要表现)。患有这种病的人应该避免情绪不佳、饮食不节、过度劳累、用力过猛、超量运动等情况。

如果患者一只眼睛是单眼皮,另一只为双眼皮,这提示患者有家族遗传性脑出血史,患者进入 45 岁以后应该特别注意高血压的预防，最好戒烟戒酒，保持心情平和，不要急躁，以免发生脑中风。

49. 眼睛内的毛细血管能诊断出哪些疾病？

中医望诊认为，我们可以通过眼睛内的毛细血管诊断疾病，其主要方法是：

（1）眼睛上部出现深色并且有点儿弯曲的血管，这提示患者可能患有颈项疼痛。

（2）眼睛外眦发生粗大的血管弯曲，颜色很深，这提示患者可能患有失眠、头晕、多梦等疾病。

（3）较大的紫色斑块出现在双目黑睛，这提示患者有实质性的脑出血史。色素斑出现在右侧，则说明原出血点在大脑的右侧；如果色素斑在左眼，则原出血点在大脑左侧。

（4）双目靠近鼻梁内侧的白睛出现一条波浪状毛细血管并且不断向黑睛延伸，这提醒患者可能患有颈椎增生、眩晕、血压偏低或者不稳定等疾病。

（5）较深的毛细血管从黑睛上方不断向其延伸，这提示患者患有肩关节疼痛等疾病。

（6）眼睛的外眦呈线状并出现充血，睑结膜颜色没有光泽，这是贫血的征兆。

50. 眼睛内眦有胬肉伸向角膜能诊断出什么病症？

眼睛内眦有胬肉伸向角膜，并且肉质为黄白色，患者往往伴有失眠、烦躁、腹胀、便秘的现象，这是肝郁气滞的病症。

肝郁气滞症是指由于肝的疏泄功能异常，疏泄不及时而致气机瘀滞所表现的征候，又称肝气郁结症，简称肝郁症。该症多因情志不遂，或突然受到精神刺激，或因病邪侵扰，阻遏肝脉，致使肝气失于疏泄、条达所致。

总之，七情之病多责之于肝，我们要善于调节情绪变化，尤其是因情绪变化引起的精神和躯体的各种症状，治疗的核心还在于调理肝的疏泄功能。

51. 麦粒肿是怎么回事?

麦粒肿俗称针眼,是睫毛毛囊附近的皮脂腺或睑板腺的急性化脓性炎症。小儿由于不良卫生习惯,尤其易得。眼睑有两种腺体,在睫毛根部的叫皮脂腺,其开口于毛囊;另一种埋在睑板里的叫睑板腺,开口于睑缘。麦粒肿就是这两种腺体的急性化脓性炎症。引起麦粒肿的细菌多为金黄色葡萄球菌,所以麦粒肿多为化脓性炎症。麦粒肿的症状包括:眼睫毛底部周围的眼睑出现带有黄头的脓;脓头周围的眼睑皮肤肿胀、发炎;疼痛或触痛。

麦粒肿通常数天即可痊愈。发病时,每小时用温热的布压住感染部位20分钟,可以改善患儿的疼痛症状,也可以促进排脓、加快治愈。

52. 眼皮跳动属于疾病吗?

在日常生活中,许多人都有这样的体验,在某个时间内眼皮会突然跳动起来,无法控制,短则数分钟,长则数星期。绝大多数人只局限于上眼皮或下眼皮的跳动,但有少数人从单纯上眼皮或下眼皮跳发展为上下眼睑抽动,甚至发展为同侧面部肌肉不自主抽动。

眼皮跳实际上是反映人体健康状况的一个报警器。对绝大多数单纯眼皮跳的人来说,最常见的原因是用眼过度或劳累、精神过度紧张,比如用电脑时间过长、在强光或弱光下用眼太久、考试前精神压力过大等。此外,眼睛屈光不正、近视、远视或散光,眼内异物、倒睫、结膜炎、角膜炎等也可导致眼皮跳。这些病因的主要作用在于神经的末梢部分,因此导致的症状往往局限于一侧的上眼皮或下眼皮跳动。然而,当眼皮跳逐渐发展为完全的眼睑痉挛或面肌痉挛后,则表明面神经的主要分支或主干受到刺激,作为病因的病变部位是在颅内或面神经出颅后的起始部位。

绝大多数因眼肌疲劳、精神紧张等导致的眼皮跳动,只要放松压力、适当休息就能得到恢复。如果因屈光不正出现眼皮跳动,通常进行视力矫正就可以得到缓解。如果有眼部疾病,通过眼科医生治疗也能治好。如果眼皮跳动逐渐加重，导致眼睑痉挛或面肌痉挛，主要病因在颅内，则需要神经外科医生进行治疗。

53. 什么是睑黄瘤？

睑黄瘤又称睑黄疣，是由于脂质沉积于眼睑部位而引起的皮肤黄色或橙色斑块，是代谢障碍性皮肤病中的一种。睑黄瘤起初如米粒大，微微高出皮肤，与正常皮肤截然分开，边界不规则。这种疣好发于上下眼睑，尤其是上眼睑内眦部。有时损害覆盖大半个眼睑，甚至向上下眼睑外侧发展而蔓延成马蹄形，严重影响面部美观。

睑黄瘤的临床表现：睑黄瘤可有或无高脂蛋白血症，好发于中年人，尤其是患有肝胆疾病的女性；无自觉症状，部分伴心血管及肝胆疾病；好发于上眼睑内眦部，皮疹为长 2 ～ 30 毫米的橘黄色圆形或椭圆形斑块，常对称分布；皮疹较持久，呈进行性多发，并可互相融合。

54. 眼睑浮肿是什么原因引起的？

眼睑皮肤是全身皮肤中最薄的部位，皮下组织疏松，因此容易发生液体积聚而导致水肿。引起眼睑水肿的原因有很多，根据其原因不同，可将眼睑水肿总体上分为生理性和病理性两种。

（1）生理性眼睑水肿：生理性水肿大多是由于夜间睡眠不好或睡时枕头太低，影响了面部血液回流。这种眼睑水肿多见于健康人，对身体没有什么影响，常能自然消退。

（2）病理性眼睑水肿：病理性眼睑水肿又分为炎症性眼睑水肿和非炎症性眼睑水肿。前者除眼睑水肿外，还有局部的红、热、痛等症状，引起的原因有眼睑的急性炎症、眼睑外伤或眼周炎症等。后者大多没有局部红、热、肿等症状，常见原因是过敏性疾病或对眼药水过敏，心脏病，甲状腺功能低下，急、慢性肾炎以及特发性神经血管性眼睑水肿。

55. 眼睑频繁眨动是什么原因引起的？

正常人的眼皮，每分钟大约要眨动 15 次。眨眼对眼睛是有好处的：首先，它可以起到清洁和湿润眼球的作用。其次，眨眼睛可以起到保护眼睛的作用，但频繁的眨眼则属病理现象。引起眼睑频繁眨动的主要原因如下：

炎症刺激：这是最常见的原因，可能是细菌、病毒、衣原体等感染所致，如结膜炎、角膜炎等。除了眨眼增多之外，还有诸如眼睛发红、发痒、分泌物增多、流泪等表现。

先天性眼睑内翻和倒睫：部分孩子因为先天性的眼皮（医学上称为眼睑）内翻，使睫毛倒伏在眼球表面，刺激角膜（黑眼球的表面）引起流泪。这种情况以下眼睑内翻最常见。

儿童多动症：是指孩子身体某部位突然地、不自主地收缩运动，如眨眼、皱额、歪嘴、耸肩等。

视疲劳性眨眼：包括视力疲劳，如屈光不正，特别是远视、近视、散光未矫正造成眼睛视觉疲劳而引起的。这是一种保护性反射，通过不断眨眼可以调整眼球曲率，使视觉清晰。

神经性眨眼：由于支配眼轮匝肌的神经纤维受到刺激后，频繁收缩所致。

56. 眼睑不能完全闭合是什么症状的表现？

眼睑闭合不全，指上下眼睑不能完全闭合，导致部分眼球暴露，又称"兔眼"。

眼睑闭合不全轻度表现是因闭眼时眼球反射性上转，只有下方球结膜暴露，引起结膜充血、干燥、肥厚和过度角化。重度表现是因角膜暴露，表面无泪液湿润而干燥，导致暴露性角膜炎、实质角膜溃疡，而且大多数患者的眼睑不能紧贴眼球，泪点也不能与泪湖密切接触，引起溢泪。

引起眼睑闭合不全的原因有以下几个方面：

（1）最常见的原因为面神经麻痹后，眼睑轮匝肌麻痹，使下睑松弛下垂。

（2）其次为瘢痕性睑外翻。

（3）眼眶空寂与眼球大小的比例失调，如甲状腺相关性眼病、先天性青光眼、角巩膜葡萄肿和眼眶肿瘤引起的眼球突出。

（4）全身麻醉或重度昏迷时可发生暂时性功能性眼睑闭合不全。

少数正常人睡眠时，睑裂也有一条缝隙，但角膜不会暴露，称为生理性兔眼。

57. 眼睑内出现异常颗粒是怎么回事？

上眼睑内在内眦和外眦部分出现红而尖、状如花椒的颗粒及颜色黄而软、密集如鱼卵的颗粒，这是沙眼病的征兆。

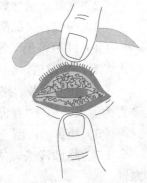

图 6-8　沙眼病的征兆

沙眼病潜伏期为 5～12 天，通常侵犯双眼，多发于儿童、少年时期，多为急性发病，病人有异物感、畏光、流泪，有很多黏液或黏液性分泌物。数周后急性症状消退，进入慢性期，此时可无任何不适或仅觉眼易疲劳。如在此时自愈或治愈，可不留瘢痕。但在慢性病程中，于流行地区常有重复感染，导致病情加重，视力减退。晚期常因后遗症，如睑内翻、倒睫、角膜溃疡及眼球干燥等，症状更为明显，并严重影响视力，甚至失明。

58. 如何根据疟斑诊断出疟疾？

在眼结膜与巩膜间的毛细血管末端或弯曲部呈现出的黑色、青紫色、紫红色等各种色素斑点，叫作疟斑，是身患疟疾的昭示。疟疾发作时，疟斑多呈黑色或青紫色，略凸出表面，境界清晰，血管的末端呈膨胀样。疟疾治愈后，可恢复正常或成为斑迹。

疟疾是疟原虫寄生于人体所引起的传染病，经疟蚊叮咬或输入疟原虫携带者的血液而感染。不同的疟原虫分别可引起间日疟、三日疟、恶性疟及卵圆疟。临床主要表现为周期性规律发作、全身发冷、发热、多汗，长期多次发作后，可引起贫血和脾肿大。儿童发病率高，夏秋季发病较多，在热带及亚热带地区一年四季都可以发病，并且容易流行。

59. 如何从眼球经区的颜色诊断疾病？

白睛上络脉的色泽，基本是红色，但有浓淡明暗之不同。从这些不同的色泽可以看出病程长短、寒热虚实、预后转归、病情变化，可作为诊断及观察疗效的参考。主要有以下八种情况：

（1）鲜红。络脉鲜红，为新发病。属实热，病势正在发展。

（2）紫红。络脉如呈紫红，说明病为热盛。

（3）深红。络脉深红，主热病且病势加重。

（4）红中带黑。络脉红中带黑，主热病入里，在上焦之间，病人多有神昏谵语。

（5）红中带黄。络脉红中带黄，黄色于五行属土，脏腑为脾胃，"胃为后天之原""有胃气则生"，为病势减轻的征兆。

（6）淡黄。白睛上呈现络脉颜色淡黄为病势将愈的征兆。

（7）络脉浅淡。络脉的颜色浅淡，是气血不足，属于虚证或寒证。

（8）络脉暗灰。白睛上络脉暗灰，属于陈旧性病灶，疾病早已痊愈。由暗灰转为淡红则是旧病复发的征兆。

60. 什么症状会导致瞳孔变大？

引起瞳孔变大的原因主要有：青光眼、颅脑外伤、眼外伤、脑血管病、重症乙型脑炎、化脓性脑膜炎等。

青光眼是一种发病迅速、危害性大、随时导致失明的常见疑难眼病。特征就是眼内压间断或持续性升高的水平超过眼球所能耐受的程度，从而给眼球各部分组织和视功能带来损害，导致视神经萎缩、视野缩小、视力减退，失明只是时间的迟早而已。

颅脑外伤是外界暴力直接或间接作用于头部所造成的损伤。按损伤后脑组织是否与外界相通分为开放性和闭合性损伤，常见的脑外伤有头皮裂伤、头皮撕脱伤、头皮血肿、颅骨骨折、脑震荡、脑挫裂伤、颅内血肿等。颅脑外伤病情复杂、变化快，易引起不良后果。

化脓性脑膜炎，系由各种化脓菌感染引起的脑膜炎症，小儿，尤其是婴幼儿常见。自使用抗生素以来其病死率已由 50%～90% 降至 10% 以下，但仍是小儿严重感染性疾病之一。其中脑膜炎双球菌引起者最多见，可以发生流行，临床表现有其特殊性，称流行性脑脊髓膜炎。

61. 瞳孔缩小常见于哪些病症？

引起瞳孔缩小的病症主要有：虹膜炎、酒精中毒、安眠药中毒以及老年性脑桥肿瘤、脑桥出血，还有糖尿病。另外，有机磷中毒，也可出现瞳孔缩小，吗啡中毒时可出现针尖样瞳孔。

虹膜发炎叫作虹膜炎，虹膜发炎时，发炎区的微小白色细胞及眼内小血管漏出过多蛋白质，漂浮在虹膜与角膜间的房水里。如果房水中漂浮的细胞太多，它们会攻击角膜的后面，也会在房水中沉淀。

脑桥出血患者可于数秒至数分钟内陷入昏迷、四肢瘫痪，可见双侧针尖样瞳孔和固定于正中位、呕吐咖啡样胃内容物、中枢性高热（躯干持续 39℃以上，四肢不热）、中枢性呼吸障碍和眼球浮动（双眼间隔约 5 秒的下跳性移动）等，通常在 48 小时内死亡。

吗啡急性中毒表现为昏迷、瞳孔极度缩小（严重缺氧时瞳孔极度散大），呼吸高度抑制，血压降低，甚至休克，呼吸麻痹是致死的主要原因。

62. 瞳孔变白是怎么回事

我国人种主要为黄种人，瞳孔呈黑色，清静明亮。如果瞳孔色泽出现异常，预示着已患疾病。瞳孔区域由黑变白，最常见的原因是老年性白内障。

老化、遗传、代谢异常、外伤、辐射、中毒和局部营养不良等可引起晶状体囊膜损伤，使其渗透性增加，丧失屏障作用，或导致晶状体代谢紊乱，使晶状体蛋白发生变性，形成混浊，晶状体混浊称为白内障。

63. 什么是"眼蛔斑"？

眼蛔斑是指白眼珠上小血管顶端的旁边，有蓝色、青黑色或紫褐色的圆形斑点，约大针头大小。如果斑大表示是成虫，斑小则表示是幼虫；斑多为虫多，斑少为虫少。一般通过眼蛔斑能诊断出人体是否患有蛔虫病，以及患病的轻重。

蛔虫病是吞食蛔虫卵后感染的一种最常见的肠道寄生虫病。其临床表现有发热、咳嗽、皮肤瘙痒、上腹部或脐周阵发性疼痛、时有呕吐或腹泻、睡眠时磨牙、面部有色素变浅的环状虫斑等。远离蛔虫病一要注意饮食卫生，不吃不洁的生冷食物，生食的蔬菜瓜果一定要洗净后才能食用；二要养成良好的卫生习惯，不可随地大便，要做到饭前便后洗手，勤剪指甲，儿童不要吮吸指头。

64. "黑蒙猫眼"是一种什么样的病症？

黑蒙猫眼就是视网膜母细胞瘤，这是儿童期最常见的恶性肿瘤之一，发病率为 1 ：12000。肿瘤起于眼内视网膜，因多见于幼儿，开始时常不被注意。肿瘤长至瞳孔后方时，视力丧失，瞳孔出现黄色光反射，状似猫眼，称为"黑蒙性猫眼"。

视网膜母细胞瘤是生长在视网膜上的一种恶性程度很高的肿瘤，几乎全部发生在 3 岁以下的儿童，多数为单眼发病，有一定的家庭遗传倾向，这是染色体发生畸变和畸变的染色体通过生殖细胞遗传给下一代所致。早期的视网膜母细胞瘤不易发现，虽视力较早即受影响，但因病儿多不能自诉，或因另一只眼睛尚好，故常被忽视。等到肿瘤长至玻璃体后，在瞳孔出现特殊的黄光反射时（猫眼时期），病情已很严重了。肿瘤继续增长时，房水瘀滞，眼压增高，引起继发性青光眼，眼球会胀大，也可以夺眶而出。到了晚期，肿瘤细胞可沿视神经、淋巴管、血管转移到脑、骨、肝、肺而威胁生命。一旦确诊，在尚未发现转移时，要立即手术，以保全生命。

65. "熊猫眼"是什么造成的？

"熊猫眼"也称黑眼圈，不属于病症。黑眼圈是由于经常熬夜、情绪不稳定、眼部疲劳、衰老等原因使静脉血管血流速度过于缓慢，眼部皮肤红细胞供氧不足，静脉血管中二氧化碳及代谢废物积累过多，形成慢性缺氧，血液较暗并形成滞流，从而造成眼部色素沉着。

黑眼圈的形成与以下因素有关：

（1）内在因素：通常与体质及遗传有关，这些人的眼周皮肤比一般人薄且脆弱，皮下的静脉血管与肌肉组织容易浮现，透过光线的折射，会使眼睛周围皮肤的静脉血管颜色更明显，造成紫黑色的黑眼圈。

（2）外在因素：长期紫外线照射导致色素沉淀、睡眠不足和长时间用眼导致眼压过高、误用化妆品造成色素沉淀、内分泌问题等，都有可能会形成黑眼圈。

66. 为什么要特别注意赤脉贯瞳病症？

贯瞳即指血丝延伸进入黑睛，或穿过黑睛，俗称赤脉贯瞳。其中又以 1 条赤脉为病轻，2~3 条赤脉为病重，以赤脉不穿过瞳神为病缓，穿过瞳神为病急。临床上见到这种现象，多属淋巴系统严重病变。

淋巴系统由薄壁的管道组成，其主要作用是将液体、蛋白质、矿物质、营养物质及其他物质从全身所有器官汇入静脉。体液经淋巴管、淋巴结（淋巴结有阻止感染、肿瘤扩散的作用），最后在颈部回流入静脉。淋巴系统的主要病变是由于淋巴管不能容纳流入的液体及因肿瘤、炎症导致淋巴管阻塞。

67. 为什么会出现瞳孔变红的现象？

瞳孔变红常见于眼外伤或某些眼内出血疾患。根据眼内出血的多少存在不同的形态，视力也会存在不同程度的损害。

眼外伤是由于机械性、物理性、化学性等因素直接作用于眼部，引起眼的结构和功能损害。眼外伤根据外伤的轻重可分为轻、中、重三类：轻伤包括眼睑擦伤及瘀血、结膜下出血、结膜及角膜表面异物、角膜上皮擦伤、眼睑 I 度热烧伤、刺激性毒气伤、电光性眼炎等；中度伤包括眼睑及泪小管撕裂伤、眼睑 II 度热烧伤、球结膜撕裂、角膜浅层异物等；重度包括眼睑广泛撕裂缺损、眼睑 III 度烧伤、眼球穿通伤、眼内异物、眼球钝挫伤伴眼内出血、眼球 II 度以上化学伤、辐射伤、眶骨骨折等。

68. 什么情况下瞳孔会呈淡绿色？

眼内压过高发生青光眼，中医称为绿风内障，这时瞳孔就会呈现出浅绿色。

青光眼是眼内压调整功能发生障碍，使眼压异常升高，因而产生视功能障碍，并伴有视网膜形态学变化的疾病。因瞳孔多少带有青绿色，故此得名。

男性开角型青光眼较多，其他年龄段的慢性闭角型青光眼较多，都属于慢性青光眼。其特点为：病程进程缓慢，眼压增高，视野典型缺损，视神经乳头凹陷及萎缩。多为双眼先后患病，少有自觉症状，具有失明的危险性和家族遗传性。

慢性闭角型青光眼自觉症状不明显，发作时轻度眼胀，头痛，阅读困难，常有虹视。发作时患者到亮处或睡眠后可缓解，一切症状消失。此型青光眼有反复小发作，早期发作间歇时间较长，症状持续时间短，多次发作后，发作间隔缩短，持续时间延长。如治疗不当，病情会逐渐进展，晚期视力下降，视野严重缺损。

69. 如何看待瞳孔对光反射的现象？

在正常的情况下，当光线强烈刺激的时候，人的瞳孔就会变小；当光线微弱的时候，人的瞳孔就会变大。假若瞳孔不随着光线的强弱而发生变化，说明瞳孔可能出现了病变。这可能是视神经、虹膜等部位的病变引起的。

在临床医学上，我们经常利用对光反射来诊断疾病。对光反射是检查瞳孔功能活动的重要测验，分直接对光反射和间接对光反射。直接对光反射，通常是用手电筒直接照射瞳孔并观察其动态反应。正常的人，当眼睛受到光线刺激后瞳孔会立即缩小，移开光源后瞳孔会迅速复原。间接对光反射是指光线照射一眼时，另一眼瞳孔立即缩小，移开光线瞳孔则扩大。检查间接对光反射时，应以一手挡住光线，以免形成直接对光反射。

瞳孔对光反射迟钝或消失，见于昏迷病人。

70. 什么样的眼睛称作"金鱼眼"？

金鱼眼，又称肿眼泡。是指上睑肿肿的，看上去没有精神，像是没睡醒似的。而且这种人往往眼帘很窄，单眼皮，不如那种上睑薄、双眼皮的人有神韵。肿眼泡多是先天性的，主要是上睑的眶隔脂肪过多，堆积而成。金鱼眼不被视为病态。除了先天的因素外，后天的环境也可能出现金鱼眼，如眼肿、眼袋的出现。

眼肿、眼袋的出现与每个人的生活习惯息息相关。睡前饮用过多酒精、饮料或摄入高盐分的食物，以及流泪、睡眠不足都会导致双眼浮肿，这是因为体内多余液体集中积聚在眼周皮肤之下所致。

71. 什么疾病可导致一只眼球向前凸出？

医学实践认为，脑肿瘤可导致一只眼球向前凸出。

脑肿瘤也称颅内肿瘤，有良性与恶性之分，发病率约占全身肿瘤的 2%，可发生于任何年龄，但以 20 ~ 50 岁者较多见，男女无显著差别。脑瘤形成之初，除视力骤然下降之外，一侧眼球向前凸出也是此症的一大不祥之兆。这类患者单侧的眼球向前凸出，

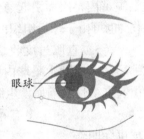

眼球

图 6-9 眼球突出

严重时可致眼睑闭合不全。临床资料统计表明，单侧眼球凸出的脑瘤患者约有 50% 系由颅内疾患引起，其中最常见的病因就是脑瘤。

72. 双眼球凸出是什么疾病先兆？

双眼球凸出常见于甲状腺功能亢进者。此外，高血压、帕金森病、白血病也可能导致眼球凸出，维生素 D 缺乏也会致使眼球轻微凸出。

甲亢是一种内分泌疾病，并不是肿瘤，但是会引起眼球凸出。因为甲亢往往会引起脂肪或肌肉发生水肿，这种体积的增大也会造

成眼球凸出，但这种眼球凸出大多数情况下是双侧性的。甲亢和眼眶病是两种不同的疾病，两种疾病可以同时发生，也可以单独存在。有的甲状腺功能亢进患者通过治疗症状得到控制后，眼病不但没有好而且症状会加重，这种恶性眼球凸出的发病率大约为 15%。

73. 什么原因会出现眼球凹陷的症状？

以下一些原因会引起眼球凹陷：

（1）眼球过小：如先天性小眼球和后天性眼球萎缩。

（2）交感神经麻痹：使眼眶 Miller 肌及眶内平滑肌弛缓和麻痹，因而上睑轻度下垂，睑裂缩小，眼球内陷；又因开瞳肌麻痹，致使瞳孔缩小。

（3）眼眶脂肪消失：老年人常见于重病后发生进行性半侧面萎缩及进行性脂肪消失时，或眶部肿瘤取出或出血吸收后。

（4）外伤：多因眶底骨折，使眶腔扩大，或因部分内容进入上颌窦内，因而引起急性外伤性眼球凹陷。此外，即使不引起骨外伤，也可由于球后组织的进行机化与收缩，造成慢性外伤眼球内陷。

（5）直肌过度收缩：见于斜视手术后，由于某一条肌肉过度缩短，因而发生眼球内陷；或因眶骨膜炎，部分液与眼外肌及肌膜引起麻痹性收缩而发生眼球凹陷。

（6）疾病：患有霍乱、痢疾、腹泻、糖尿病及脱水症时，眼球也会凹陷。

（7）精神因素：心情极度苦闷或精神极度颓废时，会出现身体严重消瘦，眼球凹陷。

74. 哪些疾病可能会引起视力下降？

随着年龄的增长，视力会越来越不如以前，看东西会越来越费劲，严重影响生活。引起视力下降的原因主要有：

（1）脑血管栓塞。当血管栓塞波及眼动脉时，可致眼动脉供血不足。在该病的早期可出现视觉障碍，也可以感到眼前闪光，或一贯性视力下降，尤其是当体位改变（如突然直立或抬头）时更易发生，且症状显著。

（2）糖尿病。糖尿病患者由于血糖增高，会使全身动脉血管壁增厚，尤其是视网膜上的小动脉会发生严重病变，轻者表现为视力减退，对远或近物均看不清。重则引起视网膜剥离，导致失明。

（3）动脉粥样硬化。全身动脉粥样硬化的患者，可出现不同程度的视力减退，或发生偏盲、视野改变，甚至失明。动脉粥样硬化会在血管壁逐渐形成小斑块，这些"斑块"会增多、增大，逐渐堵塞血管，使血流变慢，严重时血流被中断。如果堵塞眼底血管，将导致视力下降、失明等眼部病变。

（4）肾炎、白血病、贫血、心脏病、某些急性传染病等，都可能引起视网膜血管的改变，造成眼底出血和玻璃体积血，从而导致视力下降。

眼内分泌物的信息

1. 眼泪有哪些作用？

人在忧伤、悲痛、伤心的时候，会流眼泪；人在高兴的时候，也会流眼泪。眼泪似乎成了情绪变化的象征，其实，眼泪并不仅仅与情绪变化相关，眼泪还有三个作用：

（1）冲洗和稀释作用。眼睛眯入灰沙或蹦进异物时，大量眼泪就会从泪腺分泌出来，好像汽车前面玻璃窗上的"刮水器"一样，起到冲洗和稀释作用，以保护角膜和结膜不受损伤。

（2）润滑作用。泪液会在角膜表面形成一层 6 ～ 7 微米厚的平滑的液体薄膜，它不但可使眼球表面保持湿润，滑润眼睑与眼球的接触，使眼球转动灵活自如，还可以使角膜表面更加光滑细腻，从而减少散光，改善其光学特性。

（3）杀菌作用。在泪液中，含有多种特殊的杀菌物质——溶菌酶，能够破坏细菌的胞壁，使细菌溶解、死亡。另外，泪液中还有乳铁蛋白和免疫球蛋白等物质，都具有抗菌和抑菌作用。

2."迎风流泪"是一种病吗?

在眼球的外上方有一个泪腺，它的功能是不断地分泌泪液。泪液可使眼球经常保持湿润，使黑眼球透亮而能清楚地看东西。正常情况下分泌出来的泪水，除蒸发一部分外，便不断地由眼内的泪道流入鼻腔，而不会流眼泪。倘若泪液分泌过多或泪道变细或阻塞，就会排出眼外，叫作溢泪。

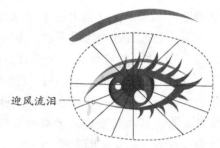

图 6-10　流泪的眼睛

溢泪的现象多发于冬季。冬季天气较冷，室外温度一般比室内低很多，如果从室内突然走到室外，受到冷风刺激，泪腺的分泌就会增多，而冷天蒸发慢，泪道变细，因此，眼泪会积聚在眼内，并情不自禁地流出来，这就是我们平时说的"迎风流泪"。

轻度的迎风流泪是一种正常的条件反射现象，在很快适应外界环境后就消失了，比较严重的迎风流泪则应及时治疗，否则会影响视力。

3.为什么会经常不自觉地流泪?

正常情况下，人在每次眨眼之后，泪腺、副泪腺分泌的泪液会通过泪液的排泄系统或蒸发达到平衡，泪液布满整个眼球表面，以保持眼球的湿润和舒适，同时我们感觉不到流泪。而当泪液分泌量太多或者泪液的排泄系统出现问题时，我们就会感到流泪。多种因素会导致泪液的分泌量太多，包括精神受到刺激、异物的反射刺激、胆碱能药物和抗胆碱酯酶剂等药物的作用；某些眼病，如青光眼、眼睑炎、结膜炎、虹膜炎等；三叉神经、面神经受到刺激，泪液分泌过量来不及蒸发或排泄，都会导致流泪不止。

而眼泪的排泄系统出故障，通常包括泪小点位置异常、狭窄或闭锁、泪小管至鼻泪管狭窄、堵塞或泪道功能不全等，都会导致泪液无法下泄，造成经常流泪。这种情况多见于老年人，常表现为迎风流泪，在寒冷气候下症状加重，甚至不分春夏秋冬、室内室外。

4. 哪些疾病患者会出现眼角蓄泪的症状?

面瘫或者重症肌无力的患者，常常会出现眼角蓄泪的症状。

面瘫多由风邪入中面部，痰浊阻滞经络所致，以突发面部麻木，口眼歪斜为主要表现。临床表现为突发性一侧口歪眼斜，口角下垂或耳后疼痛、耳鸣、流泪等。面肌痉挛是神经内科常见病、多发病，可发生于任何年龄，以中青年常见，一年四季均可发病，冬春季节多见，是威胁人类健康的重要疾病之一。

重症肌无力是一种以骨骼肌神经—肌肉接头处传递功能障碍为主的疾病，表现为受累骨骼肌极易疲劳而出现肌无力，症状晨轻晚重，休息后可以减轻，用抗胆碱酯酶药物（如新斯的明等）后症状可迅速缓解。

5. 为什么有些人会"欲哭无泪"?

出现"欲哭无泪"现象是因为少泪。婴幼儿因为泪腺功能还未发育完全，所以少泪，这属于正常现象。少年或者成年人少泪，多是因为泪腺功能减退所致。

泪腺分泌功能减退使泪液过少，从而引起干燥性角膜炎、结膜炎、沙眼等，这是一种慢性疾病。症状常常表现为黏性分泌物增多，上下干燥，黏液粘住上皮，在瞬目时可牵拉上皮面引起疼痛。上皮脱落可发生丝状角膜炎，也可并发角膜浸润。

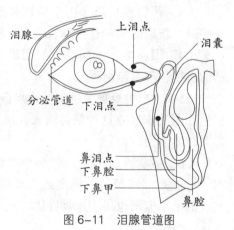

图 6-11 泪腺管道图

导致泪腺分泌功能减退的原因主要有如下四种：

（1）原发性：泪腺本身疾病所致，任何发生泪腺萎缩的疾病，都可以导致泪液分泌减少。如老年性泪腺萎缩、斯耶格兰综合征、米古利兹综合征等。

（2）先天性：先天性泪腺缺失。

（3）麻痹性：支配泪腺的面神经、三叉神经、交感神经发生神经麻痹。尤其外伤，酒精沿浅大神经注射，可阻断流泪反射，终止泪液分泌。

（4）中毒性：伴有毒血症的疾病，如高热、伤寒、急性肠道传染病。以及可能由于泪腺分泌细胞直接受损，如阿托品中毒、食物中毒，也可引起泪腺分泌减少。

6. 哪些病因可能会导致泪液过多？

以下这些情况会导致泪液分泌过多：

（1）生理性反射：由于感情冲动、呕吐、咳嗽、打哈欠等，都可出现泪液过多的现象。

（2）神经性反射：由于结膜或角膜受到化学性或物理性刺激，如灰尘样异物、刺激性气体、冷、热、强光等刺激，都可引起神经反射性流泪。再如鼻腔、鼻窦、口腔黏膜等受到腐蚀性气体、机械性因素等刺激，都可以通过三叉神经引起反射性流泪。

（3）药物性反应：由于应用强烈的副交感神经兴奋剂，如卡巴胆碱、新斯的明和有机磷农药等化学制剂引起药物性流泪反应。

（4）泪腺本身的病变：如泪腺囊肿、泪腺肿瘤及米利兹综合征的早期，都有流泪现象。

（5）中枢性反射：过度精神兴奋，如癔病患者流泪多属此类。新生儿因尚未建立这种精神因素，出生后几个月内哭时无泪，数月后哭时才流泪。

（6）症状性流泪：一些全身性疾病，如脊髓痨时结膜充血流泪（可能是面神经核上病变或三叉神经受刺激之故），甲状腺功能亢进的早期流泪也属于这类性质。

7. 眼屎过多是怎么回事？

在我们的眼皮里有一块像软骨一样的东西，叫作"睑板"，在睑板里整齐有序地排列着许多睑板腺，睑板腺会一刻不停地分泌一种像油脂一样的液体。白天，这些油脂会通过眼皮的眨动涂在眼皮的边缘上，对眼睛起到保护作用。可是，当人睡着的时候，眼睛闭上，积累起来的油脂和白天进入眼睛里的灰尘，以及泪水中的杂质混在一起，跑到眼角边就形成了眼屎。

眼睛没有毛病的人眼屎很少，甚至见不到。可是有的人睡醒后眼角长满了眼屎，眼屎太多的时候，甚至会把眼皮粘住，使眼皮不容易张开，有时白天也有眼屎。这是怎么回事呢？

原来，当眼睛受到病菌感染时，会产生炎症反应。一方面，刺激了睑板腺，促进了油脂的分泌，使眼睑上和眼角里的油脂比平时增多；另一方面，眼睛里的血管扩张了，血液中的白细胞聚集起来，以杀灭外来的病菌，这些被杀死的病菌残骸以及在战斗中"光荣牺牲"的白细胞都混合到眼屎里，这样一来，眼屎不但增多了，有的还呈黄白色。因此，当患有沙眼、结膜炎或其他原因导致眼睑结膜发炎时，眼屎都会增多。

所以说，眼屎太多是眼睛发炎的信号，应及时检查和治疗。

不可忽视的睫毛与眉毛

1. 睫毛长得过长好吗？

睫毛可衬托眼睛的轮廓，增添眼睛的神韵，很多人都渴望又长又亮的睫毛。其实，对于健康而言，睫毛过长并不好，尤其是儿童。儿童的睫毛过长，是身体素质差的一个表征。

而一个人的眼睫毛在短时间内增长，并伴有顽固性咳嗽，这预示着患者很有可能患有肺结核。肺结核是由结核杆菌引起的肺部慢性肉芽肿性传染病，常见的症状包括：咳嗽、咳痰、发热（多为午后低热）、咯血（自少量至大咯血）、胸痛、乏力、食欲不振、盗汗，病程长的可有消瘦，病变广泛而严重的可有呼吸困难，女性患者可有月经不调。

2. 眉毛异常有哪些常见症状？

我国现存最早的医学典籍《黄帝内经》就曾指出："美眉者，足太阳之脉血气多。恶眉者，血气少也。"所谓恶眉，古人解释为"眉毛无华彩而枯瘁"。由此看来，眉毛长粗、浓密、润泽，体现了血气旺盛；反之，眉毛稀短、细淡、枯脱，则反映气血不足。

眉毛脱落：眉毛淡疏易落者，多见于气血衰弱，体弱多病者，此类患者容易手脚冰冷，肾气也较弱；甲状腺功能减退症及脑垂体前叶功能减退症患者，眉毛往往脱落，其中尤以眉毛外侧 1/3 处为甚；麻风病患者在病变早期眉外侧皮肤肥厚，眉毛脱落；斑秃患者，也可同时出现眉毛脱落症状；癌症、梅毒、严重贫血也可能引起眉毛脱落，有些抗癌或抗代谢药物也有这种副作用。

眉毛下垂：多由面神经麻痹形成。若是某一侧眉下垂，说明是该侧得了面神经麻痹，使眉毛较低，不能向上抬举。有的是单侧上眼睑下垂（如肌无力症），以致一侧的眉毛显得较高。

眉毛枯燥：眉毛末梢直而干燥者，如果是女性可有月经不正常，男性则多患神经系统疾病。有些小孩或营养不良患者，眉毛黄而枯焦，也为肺气虚的征象。

眉毛浓密：眉毛浓密者体质较强，精力充沛。但是，如果女性眉毛特别浓黑，有可能与肾上腺皮质功能亢进有关。眉毛粗短者，多性急易怒，须提防患急症。

眉毛冲竖：眉毛冲竖而起，是病情危急的征兆，此种患者应抓紧时间救治。

眉毛倾倒：表示病重，特别是胆腑严重病变。

3. 睫毛倒长是什么原因？

睫毛转向眼睛内方的现象，多为沙眼引起结膜瘢痕收缩所致。睑缘炎、外伤等也可致倒睫。倒睫摩擦结膜和角膜，会引起异物感、流泪、眼睑疼挛、结膜充血、角膜混浊或角膜溃疡。

造成倒睫的原因，有先天及后天两大类。

先天性倒睫在出生后就有，通常在下眼皮。由于睫毛会刺到眼球，所以婴儿经常眨眼流泪。如果刺伤眼角膜，则眼睛会发红，且会怕光。

后天性倒睫的原因，最常见的是由沙眼所引起的。因为沙眼会造成眼睑板结膜结疤，进而导致眼睑内翻及倒睫。眼睛灼伤、眼皮外伤或眼皮手术后，也会引起眼睑结疤，而使正常倒睫刺到眼球。此外，眼部的类天疱疮等病，也会因为眼睑结膜的结疤而造成倒睫。

4. 望眉诊病的依据是什么？

毛发与人体气血状况有比较密切的关系，眉毛是毛发的一部分，因此在诊病中也有很重要的作用。肺主皮毛，发为血之余，精血同源，所以望眉毛的状况可以了解肺与肾的状况。不同的个体眉毛的浓稀不同，浓眉者可有千余根，稀疏者仅有数百根，这都是正常现象。正常人的眉毛是粗长、浓密、润泽、乌黑发亮的，而患有某种病的人眉毛则稀疏、短秃、细淡、枯萎、发黄。看眉毛的粗细、长短、色泽以及眉间距（眉宇），可以知道人的体质强弱，在一定程度上可以反映出人的健康水平。眉毛浓密而粗长，说明肾气充沛、身强力壮。

5. 眉毛稀疏或脱落属于什么病症？

导致眉毛脱落的原因有以下几点：

（1）二期梅毒。其眉毛、胡须甚至头发可成片不规则性脱落，毛发有不同程度的折断，呈虫蚀样或羊食草状，这是梅毒对毛发损害的特性。梅毒是一种性传播疾病，除侵犯皮肤外，还可侵犯全身任何组织器官。

（2）甲状腺机能减退症。本病也可表现为眉毛稀疏、眉毛脱落，尤其是眉毛外 1/3 脱失明显，头发也呈弥漫性稀疏，部分呈羊食草样的斑状脱发。原因是甲状腺机能减退后引起全身代谢能力降低，毛发营养不良所致。

（3）西蒙氏病。短期内眉毛、头发、腋毛、阴毛和全身的汗毛变稀或全部脱净，全身消瘦、精神萎靡、表情淡漠、困倦欲睡、食欲差、外生殖器萎缩，这是脑垂体前叶功能减退所致。本病预后较差,任何不良的刺激如受寒、感染、低血糖、低盐、多饮水等均可导致严重的昏迷,抵抗力较低的病人,易致死。

(4)麻风病。眉毛外1/3皮肤肥厚,眉毛脱落,常为早期麻风病的特征。麻风病是一种慢性传染性皮肤病,以皮肤周围神经的损害为主要症状,有的病人还可有淋巴结、眼、鼻、肝、脾等器官的损害。

6. 眉毛异常浓厚可能会引起什么疾病?

如果眉毛有明显的浓黑,且伴有头发浓密、全身多毛,是女性还长起了胡子,并且患者还有向心性肥胖,即所谓的"满月面、水牛背",这种情况属于肾上腺皮质功能亢进,也称库欣综合征,若有以上症状,应到医院内分泌科就诊,进行有关肾上腺皮质功能检查、肾上腺CT等,明确诊断后,根据情况进行药物治疗或手术治疗。

7. 眉毛的生长周期是多少?

眉毛的生长和替换也有一定的规律,并非连续不断,而是呈周期性。眉毛的生长周期分为三个阶段:生长期(即活跃期)—休止期—脱落期。眉毛的生长期约为2个月,休止期可长达3～9个月,之后便自然脱落。毛发生长的速度受性别、年龄、部位和季节等因素的影响,毛发生长以15～30岁时最旺盛,夏季比冬季长得略快。毛发每天生长0.3～0.4毫米,腋毛为0.2～0.38毫米,眉毛约0.2毫米。

眉毛生长除依靠毛囊周围的血液循环供给营养以外,还靠神经及内分泌控制和调节。因此内分泌对毛发的影响明显,男性激素对毛囊鞘有一定的促进作用。因此,精神紧张、生理性原因也会导致脱眉、少眉。懂得了眉毛的生长规律,如果顺应眉毛的生长周期进行护理,能在一定程度上促进眉毛生长。

8. 眉毛变白是怎么回事?

一般来说,眉毛变白是白癜风的前兆,有些患者就是先眉毛变白，然后皮肤再发白。白癜风是一种常见多发的色素性皮肤病，该病以局部或泛发性色素脱失、形成白斑为特征，是一种获得性局限性或泛发性皮肤色素脱失症，是一种影响美容的常见皮肤病，易诊断，治疗难。引起白癜风的原因主要有以下几种：

（1）遗传异常。白癜风是一种常染色体显性遗传病。

（2）自身免疫病。患者及其家族成员中合并自身免疫性疾病比率较高，常见的有甲状腺炎、甲亢或甲低、糖尿病、慢性肾上腺机能减退、风湿性关节炎、恶性黑色素瘤等，白癜风患者的血清中可检出多种自身抗体。

（3）精神与神经化学递质异常。约 2/3 的患者在起病或皮损发展阶段有精神创伤、过度紧张、情绪低落或沮丧等。

（4）黑素细胞自身破坏。白癜风表皮黑素细胞部分或完全丧失功能。

（5）微量元素缺乏。体内铜含量降低与白癜风发病有关。

（6）其他因素。外伤、甲亢、糖尿病等可伴发白癜风。

9. "寿眉"一定是吉兆吗？

有的老年人眉毛茂盛，看上去两眉秀美而长，有的其中几根特别长，可达 4 ~ 5 厘米。旧说眉长者寿长，所以人们称这种长眉为"寿眉"。

然而据临床观察及家族史研究认为，"寿眉"的出现并非吉兆。研究认为，寿眉主要与调控失衡有关，青中年期出现寿眉可能是包括肿瘤、免疫性疾病在内的某些处于潜伏阶段疾患的早期外在表现。寿眉发生愈早，提示机体调控失衡发生也愈早，走向衰老的步伐愈快，肿瘤发生的概率愈高。故而认为，45 ~ 50 岁以后出现寿眉较符合生理性衰老规律，但应以单发为主。对于青中年期出现寿眉，尤其是丛状、束状分布者，应定期体检，跟踪观察，以期早发现、早治疗。

10. 拔眉毛对健康无碍吗？

有的女性为求细眉弯弯，常用力拔去许多"不称心"的眉毛。

更有甚者，将整个眉毛拔得精光，再煞费苦心地纹眉，这样十分有碍健康。须知眉毛并非无用之物，眼睛若无眉毛遮挡，汗水和雨水就会直接流入眼内，刺激角膜和结膜，引起角膜炎和结膜炎，严重时可导致角膜溃疡。

拔眉毛对身体健康是不利的，不仅能使眼睛失去屏障作用和表情作用，而且因为眉毛周围的神经、血管很丰富，拔眉毛时对神经、血管会产生一种损害，引起面部的感觉、运动失调，产生疼痛、视力模糊、出血、皮炎、毛囊炎等一些不良症状。经常拔眉毛，还会造成上眼皮的皮肤松弛、上睑下垂、眼角皱纹增多，反而影响面容的美观，所以，女同胞在修饰面部时，不要随便拔眉毛。

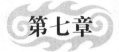

耳诊

耳朵各部位与脏腑的关系

1. 为什么说耳朵与人体脏腑经络有着密切的关系？

耳朵是人体五脏六腑的重要外相之一。耳位于眼后，用于辨别振动并将振动发出的声音转换为神经信号，传输给大脑。

《灵枢·口问》中指出："耳者，宗脉之所聚也，故胃中空则宗脉虚，虚则下溜，脉有所竭者，故耳鸣，补客主人，手大指爪甲上与肉交者也。"可见，耳与五脏六腑的关系极为密切。由于耳与人体各组织器官广泛联系，以及经络循行所属之不同，使人体各个部位和器官在耳上均有其相应点，因此在临床上将耳分区隶属于人体各器官组织，以此作为诊断疾病和治疗疾病的依据。

近年来，临床上用耳针治疗疾病已日趋普遍。在中医理论中，耳和眼睛、手一样是机体全部信息在局部的投影。耳朵通过经络与五脏六腑、四肢百骸发生关联，其中又以肾与肝胆的关系最为密切。因此说耳朵是灵魂的镜子，通过对耳的观察，可以推测机体的健康状况。

2. 耳与心脏的关系是怎样的？

《素问·金匮真言论》说："南方赤色，入通于心，开窍于耳。"心本开窍于舌，而舌并非为窍，故有"心寄窍于耳"之说。所谓"肾为耳窍之主，心为耳窍之客"（《证治准绳》），就是这个意思。

心寄窍于耳的机理分析有以下几种不同说法。有的认为心属火而肾属水，心火肾水互济互调，则清净之气方能上达清窍而使听觉聪慧。若心肾失调，水火不济，则易致听力失聪。临床可见因心火暴盛而致突发性耳聋的实例。有人认为心通过其主血脉的功能与耳保持密切联系。心气旺盛，心脉和利，才能血流不息，营养周身，耳窍得养。且心经之别络入耳，加强了心与耳的密切联系。《灵枢·邪气藏府病形》说："其别气走于耳而为听。别气者，心主之气也。"说明心气在维护正常听觉中起着重要作用。有人认为心通过其主神明功能与耳加强联系。心主藏神，而听觉在我国医学中亦称为"听神"。故心神精明，助于听神，则听觉聪慧，能闻声辨音。

在病理方面，心气不平、心血不足、心火暴盛等均可导致耳疾。《古今医统》说："心虚血耗，必致耳鸣耳聋。"由于精神紧张导致心火亢盛而出现耳胀耳鸣耳聋的病症，于临床时可见到。近有文献报道，以"心寄窍于耳"的理论为指导，用养心安神、通阳开窍方药可有效地治疗心源性耳聋。

3. 耳与肾脏的关系是怎样的？

《内经》中论述了耳与肾的关系甚为密切，以耳配属于肾，并首倡耳为肾的外窍。如《灵枢·五阅五使》有"耳者，肾之官也"，《素问·阴阳应象大论》曰："北方生寒，寒主水，水生咸，咸生肾，肾生骨髓，髓生肝，肾主耳。"此外，耳的生理功能正常与否也依赖于肾气正常的调和施布，肾和则耳才能很好地实施其功能——听声辨音，正如《灵枢·脉度》所云："肾气通于耳，肾和则耳能闻五音矣。"同时还以耳位高低、厚薄之分，来推演体内肾位的高低和偏正关系，如《灵枢·本脏》说："高耳者肾高，耳后陷者肾下。耳坚者肾坚，耳薄不坚者肾脆。耳好前居牙车者肾端正，耳偏高者肾偏倾也。"并据此论述相应疾病的发生与否，而有"凡此诸变者，持则安，减则病也"。

4. 耳与经络有着怎样的关系？

人们常用"耳聪目明"来形容一个人身体好，因为耳与全身经脉有诸多联系，所谓"耳者，宗脉之所聚也"。十二经脉中，以足少阳胆经与耳的关系最为密切。其经起于目内眦，"上抵头角，下耳后"，"其支者，从耳后入耳中，出走耳前"（《灵枢·经脉》）。此外，手少阳三焦经和手太阳小肠经之分支也直接入耳中。与耳有一定联系的经脉尚有手阳明大肠之别络入耳中，足阳明胃经抵耳前，足太阳膀胱经至耳上角。总之，耳通过经络与脏腑及全身发生较为广泛的联系，正是耳针可诊治多种疾病的依据所在。

5. 耳郭的前外侧面分为哪些部位

耳郭分前外侧面和后内侧面。前外侧面可分为 19 个部位：

（1）耳轮，为耳郭周缘向前卷曲部分。

（2）耳轮脚，为耳轮在外耳道口上缘伸入耳甲内的横行堤状隆起。

（3）耳轮结节，耳轮外上方稍肥厚的结节状突起，又称达尔文结节。

（4）耳轮尾，耳轮下端与耳垂相接的无软骨部分。

（5）耳轮棘，在耳轮与耳轮脚交界处。

（6）对耳轮，耳轮前方与其相对的平行弓状隆起。由对耳轮体部、对耳轮上角和对耳轮下脚组成。

（7）对耳轮上脚，对耳轮上端分叉之上支。

（8）对耳轮下脚，对耳轮上端分叉之下支。

（9）三角窝，对耳轮上下角之间构成的三角形浅窝。

（10）耳舟，耳轮与对耳轮之间构成的凹沟。又称舟状窝。

（11）耳屏，又称耳珠，为耳郭外面前缘，外耳道口前方的瓣状隆起。

（12）对耳屏，耳垂上部，与耳屏相对，对耳

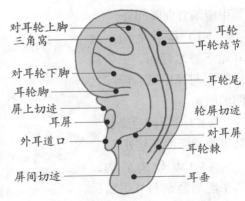

图 7-1 耳郭结构图（前外侧面）

轮下部弯向前方的隆起。

（13）屏间切迹，耳屏与对耳屏之间的槽状切迹。

（14）屏上切迹，耳屏上缘与耳轮脚之间的凹陷，或叫前切迹。

（15）耳甲，由耳屏、对耳轮下角、对耳轮、对耳屏，屏间切迹等所围成的凹陷。耳甲被耳轮脚分为上下两部分，上部为耳甲艇，下部为耳甲腔。

（16）耳甲艇，又称耳甲窝，为耳轮脚以上的耳甲部分。

（17）耳甲腔，为耳轮脚以下的耳甲部分，其底部有被耳屏遮盖的外耳道口。

（18）轮屏切迹，对耳轮与对耳屏之间的凹陷。

（19）耳垂，指耳郭最下端，无软骨的皮垂。

6. 耳郭的后内侧面分为哪些部位？

耳郭的后内侧面可分为 15 个部位：

（1）耳舟后隆起，耳舟背面的隆起部分。

（2）对耳轮后沟，与对耳轮相对应的背面凹沟处。

（3）耳垂背面，耳垂的背面部分。

（4）耳轮尾背面，耳舟后隆起与耳垂背面之间的平坦部分。

（5）三角窝后隆起，三角窝的背面隆起处，位于对耳轮后沟与耳后上沟之间。

（6）耳甲艇后隆起，耳甲艇的背面隆起处。

（7）耳后上沟，对耳轮下脚之背面，三角窝后隆起与耳甲艇后隆起之间的凹沟。

（8）耳甲腔后隆起，耳甲腔背面的隆起处。

（9）耳轮脚后沟，耳甲腔后隆起与耳甲艇后隆起之间的凹沟，于耳轮

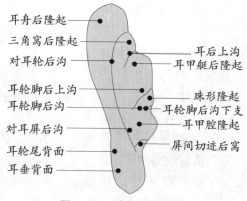

图 7-2 耳郭后内侧面图

脚的背面。

（10）耳轮脚后沟上支，耳轮脚后沟分叉的上支。

（11）耳轮脚后沟下支，耳轮脚后沟分叉的下支。

（12）珠形隆起，耳轮脚后沟上下支之间的小隆起。

（13）屏间切迹后窝，耳垂背面上方、耳甲腔后隆起下方的凹窝，与屏间切迹相对的背面。

（14）对耳屏后沟，对耳轮后沟与屏间切迹后窝之间的凹沟，位于对耳屏背面。

（15）耳垂背面，即耳垂的外侧面，因耳轮向前卷曲，故此面多向前方。

7. 人体内脏在耳郭的对应分布规律是怎样的?

耳郭，被医学专家称为"缩小了的人体身形"，因为耳朵的各部位与人体内脏器官存在着生理性的内在联系。就耳的定位诊断来说，我们通过观察即可发现，人体各部位在耳朵上的分布，就像一个倒置的胎儿。

耳垂相当于面部，当因"上火"而致牙齿、牙龈肿痛时，或脸上长小疙瘩时，可以用拇指和食指揉捏耳垂，或者在耳垂上点刺放血，有很好的治疗效果。经常按捏耳垂，还有美容养颜的作用。

正对耳孔开口处凹陷，叫耳甲腔，这个地方相当于胸腔内脏器官。经常刺激这个部位，对血液和循环系统有保健作用。可将食指放到耳孔处，拇指放到耳的背面，对捏即可。

耳甲腔的上方凹陷叫耳甲艇，相当于人的腹腔，按摩此处有助于消化，并有强肾健脾之功。

耳屏和屏间切迹分别相当于鼻咽部、内分泌系统，盆腔则分布在三角窝部位。

耳郭的外周耳轮相当于躯干四肢，颈肩腰腿痛等躯体疼痛患者宜多按压耳轮。

8. 如何诊断耳郭的三角窝部位?

三角窝部是对耳轮上下角之间构成的三角形浅窝，主要有子宫、盆腔、卵巢三穴。

子宫是诊断妇科疾病和性功能障碍的主要参考穴。

妇科炎症是常见的妇科疾病，有阴道炎、盆腔炎、宫颈炎、附件炎等，主要表现为白带异常、下腹坠胀、性交痛等。

可依据盆腔穴诊断盆腔炎、附件炎。女性上生殖道的一组感染性疾病称为盆腔炎。炎症可局限于一个部位，也可几个部位同时发病。按其发病过程、临床表现可分为急性与慢性两种。而附件炎是致病微生物侵入生殖器官后引起输卵管、卵巢感染的常见疾病，急性附件炎症状明显，如发热、寒战、下腹剧痛等；慢性附件炎有不同程度的腹痛，或小腹坠胀和牵扯感，时轻时重，伴有白带增多、腰疼、月经失调等症状。

卵巢穴是诊断卵巢疾病的参考穴。卵巢是女性身体中较小的器官，是肿瘤的好发部位，而且卵巢疾病可以有各种不同的性质和形态。

9. 耳甲艇部位与腹腔有着怎样的关系？

耳甲艇位于耳轮脚以上的耳甲部，耳甲艇相当于腹腔，可以诊断腹腔内的各种疾病。

（1）肾脏。可依据本穴诊断肾脏疾病、性功能障碍、神经衰弱、骨骼疾患。

（2）膀胱。可依据本穴诊断泌尿系统感染类的疾患。

（3）输尿管。可依据本穴诊断泌尿系统感染类的疾患。

（4）前列腺。可依据本穴诊断前列腺疾患及性功能障碍。

（5）胰胆。可依据本穴诊断胆、胰腺疾患，如果右耳出现阳性反应时，胆病的可能性大，左耳出现阳性反应时，胰腺疾病的可能性大。

（6）肝脏。可依据本穴诊断肝胆、神经系统、心血管系统、肌肉运动系统疾病。

由于耳甲艇相当于人的腹部，所以经常在此按摩，可达到补肾益精、养血强筋的效果。

10. 如何根据耳轮脚周围部分诊断消化系统疾病？

耳轮脚周围部分主要分为八穴，可以作为中医诊断消化系统疾病的依据。

（1）口位于耳轮脚下缘，外耳道口外上方，本穴是诊断口腔疾患的参考穴。

（2）胃位于耳轮脚消失处。若耳轮脚延伸至对耳轮时，则取外耳道口上方之耳轮脚部位至对耳轮内缘所作连线的外 2/3 处，本穴是诊断胃、脾疾病的参考穴。

（3）食管位于耳轮脚下缘，口与胃之间内 1/3 处，本穴是诊断食管及消化系统疾病的参考穴。

（4）贲门位于耳轮脚下缘，口与胃之间中外 1/3 交界处，本穴是诊断贲门疾病的参考穴。

（5）大肠位于耳轮脚上缘内 1/3 处，与口相对，本穴是诊断大肠疾病和肺部疾患的参考穴。若大肠穴阳性，阑尾穴亦呈阳性则考虑阑尾炎；若大肠穴与荨麻疹区同时出现阳性，应想到过敏性肠炎。

（6）小肠位于耳轮脚上缘中 1/3 处，与食管相对，本穴是诊断小肠与心脏疾病的参考穴。若心、小肠出现阳性反应可能是风湿性心脏病。

（7）十二指肠位于耳轮脚下缘外 1/3 处，与贲门穴相对，本穴是诊断消化性溃疡的参考穴。

（8）阑尾在大、小肠之间，本穴是诊断阑尾炎的主要穴位。

11. 耳甲腔与胸腔有怎样的关系？

耳甲腔相当于胸腔内脏器官，分布有心、肺、气管、脾、内分泌、三焦等多个穴位。

（1）心脏位于耳甲腔中心最凹陷处，约平外耳道口中央，本穴是诊断心脏疾病的参考穴。

（2）肺在心的上、下周围。本穴是诊断肺部疾患、皮肤病的参考穴。

（3）支气管在肺区偏内侧 1/3 处，上下各一点，本穴是诊断气管炎的参考穴。

（4）气管在外耳道口外缘与心之间，与心平行，本穴是诊断感冒、气管炎的参考穴。

（5）脾脏位于耳甲腔的外上方，胃的外下方，本穴是诊断消化系统疾患的参考穴，可用于治疗腹胀、腹泻、便秘、食欲不振、功能性子宫出血等症。

12. 根据耳屏部位能诊断出哪些疾病？

耳屏位于耳郭前面呈瓣状的隆起，俗称耳珠，是人体咽喉部的信息区，分布有外耳、外鼻、屏尖、肾上腺、咽喉、内鼻6个穴位。

外耳、屏尖、外鼻、肾上腺4穴在耳屏外侧，咽喉、内鼻2穴在耳鼻内侧。外鼻穴的位置在耳屏外侧正中稍前。

外鼻穴对应鼻外部，可依据本穴诊断鼻部的疾患，可以治疗鼻前庭炎、鼻炎。治疗鼻炎可以与"内鼻穴"联合用。"内鼻穴"在耳屏内侧面下二分之一处。

内鼻穴对应鼻内侧，也是诊断鼻部疾患的依据，可用来治疗鼻炎、副鼻窦炎、鼻衄。

肾上腺穴对应人体肾上腺，可依据本穴诊断癌症，对低血压、风湿性关节炎、腮腺炎、间日疟、链霉素中毒性眩晕都有治疗作用。

咽喉穴在耳屏内侧面的上二分之一处。咽喉穴对应人体咽喉，可以用来治疗声音嘶哑、咽喉炎、扁桃体炎。

13. 为什么说对耳屏相当于人的头部和脑部？

对耳屏位于耳垂上部、与耳屏相对的隆起部，相当于人体的头和脑部，主要分布有腮腺、额、缘中、脑、皮质下5个穴位。

（1）腮腺。位于对耳屏尖部，是对耳屏中区的最高点。可依据本穴诊断腮腺疾病，主治腮腺炎、皮肤瘙痒、神经性皮炎。

（2）额。位于对耳屏外侧面前下方下缘中点，可依据本穴诊断前额头痛，主治头痛、头晕、嗜睡、记忆力减退。

（3）缘中。位于对耳屏外上方上缘中点，可依据本穴位诊断脑及内分泌疾病，主治遗尿、崩漏、月经不调、阳痿。

（4）脑。位于对耳屏内侧面上二分之一处，主治失眠、多梦、眩晕、耳鸣、哮喘、疼痛性疾病。

（5）皮质下。位于对耳屏内侧面，可依据本穴位诊断神经系统疾病及癌瘤，主治神经、心血管、消化系统等疾病，可协助诊断消化、神经、心血管系统疾病。

14. 屏上切迹部位能诊断出哪些疾病？

屏上切迹相当于外耳，可依据本穴诊断外耳疾患。外耳由耳郭和外耳道构成，外耳疾病包括外耳道阻塞、感染、外伤和肿瘤等。

外耳道阻塞会产生瘙痒、疼痛和暂时性听力下降。

因感染而引发的外耳疾病主要有外耳道炎（外耳道皮肤的感染性疾病）、耳郭软骨膜炎、外耳湿疹等，这些疾病的症状有瘙痒、疼痛、听力下降、外耳道肿胀等。耳郭钝挫伤可使耳郭软骨及其结缔组织损伤。当血液聚集于耳郭时，可使耳郭变形、肿胀。

15. 屏间切迹部位对于内分泌有怎样的征兆？

屏间切迹相当于人体的内分泌系统，可以诊断出人体内分泌方面的疾病。

（1）内分泌位于屏间切迹底部稍内约 0.2 厘米处。本穴是诊断生殖系统疾病，以及内分泌紊乱所引起的疾病（如月经不调）的参考穴。

（2）卵巢位于屏间切迹与对耳屏交界处，内分泌外上方，皮质下前下方。本穴是诊断妇科疾病、性功能障碍的参考穴。如本穴与内分泌同时出现阳性反应，妇女可能是月经不调或不孕症；若与盆腔同时出现阳性反应则可能是卵巢炎、输卵管炎；男性若与精宫、肾穴同时出现阳性反应可能是阳痿或性功能减退。

（3）目1、目2。目1位于屏间切迹前下方，目2位于屏间切迹外后下方。本穴是诊断眼疾的参考穴。

16. 耳垂部位如何能诊断出颜面部位的疾病？

耳垂部位分布有扁桃体、内耳、眼、舌、面颊区、肿瘤特异区六个穴位，可作为诊断颜面部位疾病的依据。

（1）扁桃体在耳垂8区中央。本穴是诊断咽喉疾病的参考穴。

（2）内耳在耳垂6区中央。本穴是诊断美尼尔氏症及内耳疾病的参考穴。

（3）眼在耳垂之中央，即5区中心。本穴是诊断眼疾的参考穴。

（4）舌在上腭与下腭穴中点稍上处，为诊断舌疾的参考穴。

（5）面颊区在耳垂前面5、6区交界线周围，眼与内耳之间。本区是诊断面部疾病的参考穴。

（6）肿瘤特异区1耳垂边缘轮4～轮6间的弧线。在患癌症时，常在肾上腺、皮质下、内分泌穴相应部位及肿瘤特异区同时出现阳性反应。

17. 耳轮部位与哪些内脏有着疾病征兆关系？

耳轮位于耳郭外缘向前卷曲部分，与内脏的疾病关系主要表现在：

（1）肿瘤特异区。位于耳轮边缘的中上段。本区是诊断癌的主要参考穴，若与肾上腺、皮质下、内分泌穴同时出现强阳性反应时，再查有关脏器穴位，有利于病变的定位诊断。

（2）外生殖器位于对耳轮下脚交感穴同水平的耳轮上，是诊断外生殖器疾病的主要参考穴。

（3）尿道在外生殖器穴下方、与膀胱同水平的耳轮部，本穴是诊断尿道疾患的参考穴。

（4）直肠下段位于屏上切迹上方、与肠穴同一水平的耳轮处。在诊断时，本穴若与大肠、小肠穴同时出现阳性反应，可能患痢疾、肠炎。

（5）睾丸在外生殖器与尿道之间稍偏外侧，本穴是诊断睾丸疾病的参考穴，可依此诊断睾丸疾病。

（6）肛门在直肠下段与尿道之间，本穴是诊断肛门部疾患的参考穴，可用于治疗痔疮及肛裂。

18. 耳舟与人的上肢有怎样的征兆关系？

耳舟是人体上肢的信息区，分布有指、腕、风溪、肘、肩、锁骨6个穴位。上肢的5个部位穴都与人体同名部位相对应，可辅助治疗相应部位的疾病。

（1）锁骨在耳舟下端与轮屏切迹同水平位置，本穴是诊断肩背疼痛的参考穴。

（2）指在耳轮下缘之耳舟顶部，约平耳轮结节上缘，本穴是诊断指部疾患的参考穴。

（3）肩关节将锁骨与肘两穴之间的耳舟分为四等分，此穴在锁骨上方第一个等分区域内，本穴是诊断肩关节疾患的参考穴。

（4）肘在锁骨上方第三个等分区域内，约平对耳轮下脚下缘，本穴在诊断时若与内分泌、甲状腺等穴同时出现阳性反应，多为甲状腺功能亢进。

（5）腕在锁骨上方第四个区域内，约平耳轮结节中部，本穴是诊断腕部疾患、过敏性疾患的参考穴。

19. 为什么说耳轮上脚部位相当于人的下肢？

耳轮上脚部分相当于人体的下肢，分布有趾、跟、踝、膝、髋6个穴位。

（1）趾位于对耳轮上脚末端偏外侧，与指相对，本穴是诊断趾疾的参考穴。

（2）跟位于对耳轮上脚末端偏内侧，本穴是诊断足跟部疾患的参考穴。

（3）踝关节在趾、跟两穴的下方，同此两穴呈三角形，本穴是诊断踝关节疾患的参考穴。

（4）髋关节在骶椎与趾两穴连线中点，本穴是诊断髋关节疾患的参考穴。

（5）膝关节在髋关节与趾两穴连线中点，本穴是诊断膝关节疾患的参考穴。

（6）膝在对耳轮上脚的起始部偏外侧，骶椎穴外上方。本穴是诊断膝关节部疾患的参考穴。

需要说明的是，耳穴可以配神门穴，再加配上、下肢对应疗法的相关对应点（痛觉敏感点），找到痛觉敏感点按压，效果更好。

20. 耳轮下脚部位如何诊断出臀部疾病？

对耳轮下脚分布有臀、坐骨神经和交感 3 个穴位。

（1）臀。耳轮下脚的起始部。可以依据本穴诊断臀、骶部疾患，这一类病患种类较多，臀穴在中医临床治疗中发挥了关键性作用。

（2）交感。在对耳轮下脚的末端与耳轮交界处，本穴是诊断内脏疼痛之参考穴，交感穴还可配耳穴内生殖器和内分泌穴治疗更年期综合征。

（3）坐骨神经。对耳轮下脚的三分之二处，即在臀与交感两穴的中间，本穴是诊断坐骨神经痛的参考穴。坐骨神经痛是指坐骨神经病变，沿坐骨神经通路即腰、臀部、大腿后、小腿后外侧和足外侧发生的疼痛症状群。在治疗的时候，关键是要找准病理反应点。

21. 如何通过耳轮来诊断脊柱和躯干是否健康？

耳轮处分布有颈椎、胸椎、腰椎、骶椎、颈、胸、腹、甲状腺、乳腺 9 个大穴。对耳轮部分相当于人体的脊柱和躯干。

（1）颈椎位于对耳轮下端的隆起处，本穴是诊断颈椎病变的参考穴。

（2）胸椎位于对耳轮正面隆起部，相当于胃穴外下方至外上方这一段，由下而上依次相当于胸 1 至胸 12。本穴是诊断胸椎病变的参考穴。

（3）腰椎相当于胃至肾上方之间的对耳轮正面隆起部，本穴是诊断腰椎病变及腰痛的参考穴。

（4）骶椎在对耳轮上下脚起始部至腰椎上界的对耳轮隆起部，

本穴是诊断骶椎病变、腰痛的参考穴。

（5）颈在颈椎与胸椎之间，偏耳甲侧，本穴是诊断颈部疾患的参考穴。

（6）胸椎与腰椎穴之间偏耳甲侧，本穴是诊断胸部疾患的参考穴。

（7）腹在腰椎与骶椎之间偏耳甲侧，约与对耳轮下脚下缘相平。本穴是诊断腹腔疾患的参考穴。

（8）甲状腺在颈椎穴之外上方，与颈穴平，本穴是诊断甲状腺疾患的参考穴。

（9）乳腺在对耳轮隆起两侧、胸椎穴上方，与胸椎穴呈等边三角形，本穴是诊断乳腺疾患的参考穴。

耳郭的病变与人体健康

1. 什么病因可导致耳郭色黄？

耳郭色黄，是指两耳色黄或晦黄者。耳部黄色过盛，色泽比较鲜明，说明患有黄疸病，且常伴见舌苔黄腻，耳、目、肌肤俱见黄染。黄疸是一种由于血清中胆红素升高致使皮肤、黏膜和巩膜发黄的症状和体征。黄疸可由湿热、疫毒、寒湿入侵、酒食不节、积聚不愈、蛔虫、砂石阻滞肝胆及药物伤肝等因素引起的。如果色泽滞为郁热，色黄且痛，为黄耳伤寒。黄耳伤寒是指脓耳因斜毒炽盛，走窜扩散，入出营血，扰乱神明或引动肝风。以脓耳病中出现剧烈耳痛、头痛、呕吐、发热、头昏、项僵，甚至危及生命等为主要表现的厥病类疾病。

由上所述，耳郭色黄大多是由黄疸病和黄耳伤寒所致，所以，中医诊断的时候往往会通过观察耳郭的颜色来判断、分析病情，这为中医治疗提供了很好的依据。从另一个意义上说，了解相关的中医常识，我们也可以依此进行自查自治，可有效预防疾病的发生。

2. 耳郭红润通常是由哪些疾病所致？

正常耳郭色泽微黄而红润，这是先天肾精充足的表现，为健康之象。耳郭颜色变深，呈鲜红或暗红色，中医称为热症，如各种急性热病。如果伴有红肿疼痛，则为肝胆热盛，或火毒上攻，可见于耳郭炎症、疖肿、湿疹或中耳炎等。其色红赤，病因可能为心肺积热、肝胆湿热、外感热毒。色微红，则是阴虚火动在起作用。

耳朵红肿，往往是中耳炎或疖肿、冻疮的病症表现。耳垂经常潮红，多见于血质体质者。由于受寒，耳垂会变为紫红色，肿胀发展为溃疡，易生痂皮，这往往是糖尿病患者的病症表现。

另外，当脏腑或躯体发生病变时，在耳郭的相应部位也会出现各种变色的阳性反应。其规律是：急性炎症性疾病的阳性反应成点状、片状红晕、充血、红色丘疹等。

3. 耳郭色白有哪些疾病先兆？

耳郭不同的颜色，显示了不同的疾病的症状。耳郭色白，可能是患有寒证；全耳发白，是饱受风寒或者患有严重贫血病；耳薄而白，是肾气衰败或是久病垂危；耳厚而白，多为气虚而且有痰。

除了耳郭全部色白的反应外，有的人耳朵有片状不规则的白色隆起，有的边缘还有红晕，这些反应多见于慢性病病人。点白边缘红晕是慢性病急性发作的反应。比如，一个慢性浅表性胃炎的病人，他的胃区会出现片状不规则的白色反应；一个风湿性心脏病的病人，他的心区会出现片状白色边缘红晕；一个腹胀、腹水的病人，他的腹胀区或腹水区会出现白色反应等。

4. 原耳郭望诊的方法是什么？

耳郭望诊一般先做总体观察，再做分区的耳穴望诊。可用拇指和食指牵拉耳郭，对准光线，两目平视耳郭，由上而下，由前而后分部位观察。发现耳穴局部有病变反应征象时，用无名指将耳背顶起，使该处皮肤先绷紧再放松，反复几次，同时观察病变反应的色泽和形状变化，并与另一侧耳郭相应部位对照，以区别真伪。如耳郭局部有结节、隆起时，应结合耳穴按诊试探其大小、硬度、可移动度及有无压痛，观察其边缘是否整齐。

耳郭望诊时需要注意的是：

（1）望诊前不要擦洗耳郭；

（2）光线不充足处辅以手电透光，即用手电筒从耳郭背面照射；

（3）望三角窝、耳甲艇部位时，用手指或探棒扩开耳轮脚、对耳轮下脚；望耳甲腔时用拇指和食指捏住耳垂部向下拉，使之充分暴露，以便观察。

5. 耳郭色青是由哪些疾病所致？

青色在可见光谱中介于绿色和蓝色之间，究竟是指"蓝色"或"绿色"，在文字描述上常无法确切表达肉眼所见的效果。古文有"青，取之于蓝，而胜于蓝"的说法。如果一种颜色让你分不清是蓝色还是绿色，那就是青色了。青色主肝，主寒、风、痛、惊、瘀血，为气血不通、静脉阻滞而成，或是皮肤毛细血管收缩所致，提示有肝胆病，或脾胃病，或受惊吓，或月经不调等。

耳郭色青，是指两耳局部或全部呈现青色。耳郭呈现青黑色时，乃是身体剧痛的表现，为肾水不足所致，也为房事过多的表现。耳郭呈现青紫色时，多为惊痛、热邪或风寒入腹致痛。邪为六淫之一，人体遭受热邪之后可出现热象、伤阴、动风、动血并引起发热、口渴喜冷饮、大便干、小便黄、烦躁、苔黄、舌质红、脉数。热甚时可出现抽搐、痉挛一类风动或出血等症。

6. 耳垂呈咖啡色跟哪些疾病有关？

耳垂肉薄呈咖啡色，常见于肾脏病和糖尿病。

肾脏病还有血压升高、尿异常、浮肿等症状。糖尿病的主要症状为多尿、多食、多饮、消瘦。我们可以根据这些疾病的症状再结合耳垂的颜色来判断是否患上此类疾病。

7. 导致耳郭色黑的原因有哪些？

人体脏腑之间，内环境与外环境之间均保持着动态平衡。内外界多种致病因素如果破坏了人体的平衡，导致脏腑气血功能失调，病及于肾，则引起肾脏疾病的产生。发病的先决条件，在于人体正气显弱，邪正交锋导致了肾衰。

耳郭色黑，是指两耳耳轮乃至全耳均见色黑。依中医的理论，黑色，肾与膀胱之色，主肾虚、寒证、痛证、瘀血等，主要为寒邪凝聚、气血瘀阻或肾脏阴阳虚衰所致。耳的色泽变化标示着肾气的盛衰状况。如耳郭红活明亮为肾气充盛之貌，耳郭色黑则是肾阴不足的征兆。其中，黑色的细微变化，均是病症的不同反应，如干黑焦枯提示肾水亏之极，纯黑色为肾气将绝，浅黑为肾病虚证等。

8. 如何理解耳郭与禀赋之间的关系？

耳朵生在脸部两旁，是面相中重要部位之一，耳朵是人的五官中唯一从少到老形状不变的部位。

据中医的理论，耳与肾相通则开窍于肾，所谓"肾气实则清而聪，肾气虚则昏而浊"。所以耳相佳的人，肾气足，精力旺盛，自小体质较强。反之，耳相有缺陷者，主肾功能欠佳，而肾亏者，往往会患耳鸣或重听，这是极显著的例证。据《灵枢·本藏》篇记载，耳高者肾高，如果背脊痛，不可以仰卧；耳后陷者肾下，易腰尻痛，不可以仰卧，为狐疝；耳坚者肾坚，不病腰背痛；耳薄不坚者肾脆，则善病消瘅，易伤；耳好前居颊车者，肾端正，和利难伤。

目前已知，两侧肾脏尚未完全发育好的婴儿，则其耳郭上缘的位置低于眼睛水平以下，这说明，耳形与禀赋确实有一定的联系。

9. 耳厚且大的人有怎样的特征？

从耳朵的大小及它所在的位置，可以知道一个人的性格和行动力。耳朵控制大脑，与心胸相通，是心的主管，肾的表候。

中医理论认为，耳厚且大的人精力旺盛。耳朵大的男性，一向表现为积极主动，显示出充沛的活动力和精力。按照中国人的传统观念，耳垂大代表有"福相"。耳朵厚而且坚，耳朵长又高耸，都是长寿的相貌。耳朵又厚又圆的，衣食丰足，能成为达官贵人。两耳高耸过眉，则才智聪明过人，富贵而长寿。中医讲耳大是肾强，耳大的人，聪明又有福，身体也好。厚耳有垂珠，此类人意志力强，容易与人相处。如果加倍努力，财源会滚滚而来。如果女性的耳珠大而突出，夫运甚佳。虽是一些传统的观念，但我们在中医学中可以找到若干相通的因素。

10. 耳薄且小意味着怎样的健康状况？

《灵枢·口问》说："耳者，宗脉之所聚也。"耳为全身经络分布最密的地方，十二经脉、三百六十五络的别气都走于耳，此外还有许多经脉注于耳。耳朵上有 260 个穴位，前面 200 个穴位，耳背 60 个穴位，所以耳和全身的关系非常密切。在中医上，往往可以通过耳的变化来获取人生命的信息。从耳的形态上诊断，是其中一种重要的方法。

正常人耳肉厚而润泽，是先天肾精充足的表现。耳郭瘦小而菲薄，耳垂薄小而无法下垂，且比一般的人要小，中医上称为"耳薄且小"，耳薄且小是形体虚弱的一种表现。耳薄而小是形亏，属肾气亏。耳瘦削者是正气虚，多属肾精或肾阴不足。耳轮萎缩，是肾气竭绝，多属死症。

中医传统理论中也有类似的说法，为我们提供了例证。如耳薄没有根，中年亡命人；耳薄如箭羽，缺少吃和穿；耳孔（命门）空小寿不长。在相学上，耳薄者又称为"穷相"，此类人性格冲动，缺乏协调性，而且挥霍无度，一生欠财运。

11. 如何看待"招风耳"？

耳郭较正常耳外展者，称为"招风耳"。招风耳为常见的先天性耳郭畸形，一般认为是由于胚胎期对耳轮形成不全或耳甲软骨发育不当形成的，这两部分畸形可能单独存在，也可能同时发生。招风耳双侧性较多见，但两侧畸形程度有差异，通常在其父母兄妹中也能发现同样的畸形。

部分人认为招风耳是成功、幸福和富裕的象征，更有甚者，认为招风耳是孩子聪明的标志。因此，招风耳在我国虽然常见，但要求治疗的人却很少。然而，在西方国家中，情况就完全不同了，长着招风耳的孩子不会被认为有福，也不被认为聪明。相反地，常常会成为同伴取笑的对象，"驴耳""兔耳"等不断袭来的外号，使患儿的心理和精神备受压力。

患有招风耳的人一定要与医生、家人密切配合，根据各自的具体特点制订治疗方案，才会取得满意的效果。

12. 哪些病因会导致耳郭肿痛？

中医理论认为，耳病肿痛症，有因肝胆风火而致者，有愤怒抑郁而致者，有肾阳虚而阴气上攻者，有肾水衰而火邪上攻者。

因肝胆风火而致者，由肝胆挟外受之风热，聚而不散，病人两耳红肿非常痛。无论天寒天热，总是口苦咽干的人就属于这种情况。

因愤怒抑郁而致者，由愤怒伤肝，抑郁之气结而不散，病人两耳红肿，两胁胀痛。

因肾阳虚而致者，由肾阳日衰，不能镇纳僭上之阴气，病人两耳虽肿，皮色还是正常，这种痛状轻微，唇舌色淡，人没有精神。

因肾水虚而邪火上攻者，病人两耳肿痛、腰胀、口多渴、心多烦、阳物易挺。

另有一种病因是，内伤日久，元阳久虚，而五脏六腑的元气将耗尽，满身纯阴，先天一点真火子，暴浮于上，欲从两耳脱出，有的两耳红肿非常痛，有的耳心痒得很难受，有的还伴有身痒难耐。病人唇舌或青，或黑，或黄，或白，或芒刺满口，或舌苔燥极，总不思茶水，口也不渴，渴也只喜欢喝滚热的水，大小便正常，有的人甚至指甲青黑，气喘促，或伴有腹痛。这种病情不能拖延，否则会断送性命。

13. 耳郭出现什么症状是阑尾炎的信号？

阑尾炎是一种常见病，临床上常有右下腹部疼痛、体温升高、呕吐和中性粒细胞增多等表现。阑尾炎是阑尾的炎症，是最常见的腹部外科疾病。急性阑尾炎的典型临床表现是逐渐发生的上腹部或脐周围隐痛，数小时后腹痛转移至右下腹部。急性阑尾炎如果不早期治疗，可以发展为阑尾坏疽及穿孔，并发急性或弥漫性腹膜炎。阑尾炎的预后取决于是否及时地诊断和治疗。早期诊治，病人多可短期内康复，死亡率极低（0.1%～0.2%）；如果延误诊断和治疗可引起严重的并发症，甚至造成死亡。

在阑尾炎的预防上应做到：增强体质，讲究卫生；注意不要受凉和饮食不节，及时治疗便秘及肠道寄生虫。

中医耳诊认为，当出现"耳轮甲错"时，即耳轮的皮肤干燥粗糙，且呈鳞甲状，即为阑尾炎的信号，应该引起警戒。

14. 人体患病时，耳郭会有哪些反应？

当人体患病时，耳郭的相应部位就会出现各种阳性反应，据临床所见，归纳起来有以下五种：

（1）变色。耳穴部位呈点状或片状红晕、暗红、暗灰、苍白或中央苍白、边缘红晕等，多见于消化系统疾病。如胃炎、胃及十二指肠溃疡、肝炎、肠炎等和肺炎、肾炎、关节炎、高血压及一些妇科疾病。

（2）变形。耳穴部位常见的变形有结节状隆起、点状凹陷、圆圈形凹陷、条索状隆起或凹陷、线状交叉等。多见于肝硬化、肝大、胆结石、结核病、肿瘤、心脏病、胃下垂等。

（3）丘疹。病变耳穴有水泡样丘疹（似鸡皮疙瘩），红色或白色丘疹，多见于妇科疾病、肠道疾病、肾炎、心肌炎、慢性气管炎等。

（4）血管充盈。耳穴部血管过于充盈或扩张，可呈顺血管走向充盈、局部充盈或成圆圈状、条段状等形态。多见于冠心病、心肌梗死、高血压、支气管扩张、哮喘等。

（5）脱屑。病变耳穴产生脱屑，多为糠皮样皮屑，不易擦去，常见于肺区。多见于皮肤病、更年期综合征、便秘等。

15. 耳郭出现脱屑反应是由哪些疾病导致的？

脱屑反应，指耳穴部位出现脱屑改变，多为白色糠皮状或鳞屑样，不易擦去。脱屑反应约占阳性反应物出现率的10%，见于各种皮肤病、更年期综合征、便秘等，一般出现在耳穴肺区及疾病的相应耳穴部位。

脱屑的病理阳性反应多见于各种皮肤病症和过敏性体质患者，如荨麻疹、神经性皮炎、皮肤瘙痒症、湿疹、鱼鳞状皮炎、牛皮癣、鹅掌风、内分泌功能紊乱、更年期综合征、短期闭经等。如果三角窝"内生殖器区"呈脂溢性脱屑，多见于子宫内膜炎、宫颈炎、阴道炎、带下、附件炎、盆腔炎、功能性子宫出血等。如果"大、小肠区"呈脂溢性脱屑者，多见于慢性肠炎、过敏性肠炎、结肠炎等消化吸收功能障碍和便秘等病症。

全耳郭均见脱屑的，常见于银屑病、脂溢性皮炎等疾患；食管、贲门处出现脱屑的，多发生于吸收代谢功能低下、消化不良等疾患；其相应部位出现鳞片状脱屑的，多见于鱼鳞病。

16. 耳郭皮肤上出现哪些症状属于丘疹反应？

丘疹系指耳穴部位出现高于皮肤的丘疹样改变。以形态分，分为点状丘疹和水泡样丘疹；以颜色分，分为红色丘疹、白色丘疹或白色丘疹边缘红晕，也有少数暗灰色丘疹等。耳郭的丘疹样改变常见于呼吸系（急慢性支气管炎、肺炎）、泌尿系（慢性肾炎、尿道炎、膀胱炎）、消化系（肠炎、痢疾、胃炎、阑尾炎）以及有关的妇科病症。丘疹呈米粒状排列改变的，多见于心律不齐、房室传导阻滞等疾患；当丘疹呈扁平、密集状改变时，多发生结节样痒疹等疾患；呈白点状或聚集样改变的，常见于胆囊结石、支气管炎、腹泻等疾患；当呈褐色改变，常见于神经性皮炎的疾患；丘疹充血、发红者，多见慢性疾患。

17. 耳郭灰色反应多见于哪些疾病患者？

耳郭的灰色反应，常见者有浅灰、暗灰、灰色、如蝇屎色等多种灰色。灰色反应多见于肿瘤病和一些陈旧性疾病,如肿瘤病患者,则在相应部位和肿瘤特异区Ⅱ,呈现灰色似蝇屎状反应,按压时可出现褪色。肿瘤患者耳部的阳性特征主要表现为耳的有关部位的增厚隆起,以及相应部位及皮肤颜色的异常。

18. 哪些患者会出现耳郭深褐色反应?

慢性病变,在病痊愈后,在相应的穴位上,色素加深改变,似色素沉着反应,这在中医上称为"深褐色反应"。如乳腺癌手术治疗后,在乳腺区可见深褐色反应。神经性皮炎患者,在患病的相关耳穴上,也可见色素沉着,纹理加深,皮肤干燥而粗糙,这是较明显的症状。

神经性皮炎是一种常见的皮肤神经功能障碍性皮肤病,其特点是颈、肘、膝及骶尾部出现红斑、丘疹,融合成片,表面粗糙,纹理加深,对称分布,剧烈瘙痒,成年人多见。

中医有一种治病的方法称为耳穴疗法,即通过对耳郭上相应位置的治疗,达到祛病保健的目的。耳穴压豆疗法是耳穴疗法的一个分支,是目前应用最广泛的一种耳穴刺激方法。

19. 哪些病症会导致耳郭肺区或气管区异常?

肺是呼吸系统的一部分,功能是进行气体交换,良好的肺功能是维持生命的保障。肺部常见的疾病有:气胸、肺大泡、肺气肿、肺癌等。

耳郭肺区呈粟粒状白色,伴有点状凹陷,在复发期为白色小点,边缘红晕,有光泽,多见于肺结核病患。肺结核是由结核杆菌引起的肺部慢性周围肉芽肿性传染病。一般说来常见的症状包括:咳嗽、咳痰发热(多为午后低热)、咯血(自少量至大咯血)、胸痛乏力、食欲不振、盗汗,病程长的可有消瘦,病变广泛而严重的可有呼吸困难,女性患者可有月经不调。

如肺区呈片状红晕,边缘不清,有光泽,则为急性肺炎;如肺区呈点状或片状白色,边缘不清晰,多见于肺气肿病患;如肺区出现脱屑现象,且不易擦除,则为神经性皮炎等病患;肺气管区呈海星状血管怒张，有光泽，是支气管扩张病患；如肺区、气管区出现丘疹，颜色为红色时，则为急性支气管炎病患，如颜色为白色，则为慢性支气管炎病患。

20. 大小肠疾病患者耳郭部位有哪些变化?

当大肠区、小肠区出现了糠皮样的脱落及脂溢渗出现象，临床上常见于大肠疾病。

随着生活水平的提高及环境的改变，患有肠道疾病的人越来越多。大小肠疾病的典型症状有腹泻、便血、腹痛、排便障碍、食欲不振、发热、黏液血便、营养障碍、里急后重等。大肠类疾病有轻有重，但不同程度的都给患者带来了巨大的身心痛苦。如便秘，在时间上可以是暂时的，也可以是长久的。

大小肠类疾病的预防，在饮食方面是非常关键的，尤其是夏秋季节，肠道疾病的发病率明显增加，除了用药外，合理的饮食也是治疗肠道疾病的重要环节。

21. 肾脏病变会引起耳郭什么反应?

如肾区出现点状白色丘疹或呈混浊样白色反应点，在临床上多见于肾脏病，且以肾虚者较多。

肾虚指肾脏精气不足。肾虚主要分为肾阴虚和肾阳虚。中医所指的肾虚的种类有很多，其中最常见的是肾阴虚、肾阳虚。肾虚的症状：肾阳虚的症状为腰酸、四肢发冷、畏寒，甚至还有水肿，也就是表现为"寒"的症状，性功能不好也会导致肾阳虚；肾阴虚的症状为"热"，主要有腰酸、燥热、盗汗、虚汗、头晕、耳鸣等。

在传统医学上，"肾虚"是一个宽泛的概念，它包括泌尿系统、生殖系统、内分泌代谢系统、神经精神系统及消化、血液、呼吸等诸多系统的相关疾病。

22. 什么疾病会导致耳郭膀胱区异常?

如膀胱区出现片状红晕,或者出现点状白色反应物,但边缘有红晕,常见于膀胱湿热型病患。

膀胱位于小腹中央,小儿的膀胱高出骨盆上方,贴于腹前壁,成人的在骨盆内,前贴耻骨联合,而女性则与阴道、子宫邻接。膀胱具有贮尿和排尿功能。膀胱湿热症多由感受湿热之邪,或脾胃内伤,湿热内蕴,下注膀胱而成。本症为里证,属实热。临床表现有:尿频、尿急、尿短赤、涩痛、淋漓不畅、小腹胀闷,或兼有发热、腰痛,或尿血如注,或尿有砂石,或尿浊如膏。舌红苔黄腻,脉滑数。本症及时治疗可以痊愈,如迁延时日则可致湿热留恋反复发作,长期不愈,以致气阴日衰。也有湿热深结、小便点滴不通而成癃闭重症者。

23. 耳郭颈椎区出现什么反应可诊断为颈椎病?

当耳郭颈椎区出现结节、丘疹等阳性反应物,可诊断为颈椎病患。

颈椎病是由于颈椎间盘退行性变、颈椎骨质增生所引起的一系列临床症状的综合征。颈椎病可分为颈型、神经根型、脊髓型、椎动脉型、交感神经型和其他型。颈椎病临床常表现为颈、肩臂、肩胛上背及胸前区疼痛、臂手麻木、肌肉萎缩,甚至四肢瘫痪,以及神经压迫导致的失眠、头痛、头晕等。可发生于任何年龄,以40岁以上的中老年人为多。颈椎病具有发病率高,治疗时间长,治疗后极易复发等特点。

中西医在颈椎病的治疗上都取得了可喜的成就,但颈椎病的预防是相当关键的。在日常生活中,我们要从每一个生活的细节处入手,注意对身体的健康维护。如最好不要在颈部过于劳累的状态下工作、看书、上网等,因为颈部的过度劳累对颈椎的损伤是巨大的,同时要有充足的睡眠、足够的休息,这样可以消除颈部疲劳。

24. 腰椎疾病会引起耳郭哪些反应?

腰椎是人体躯干活动的枢纽,人所有身体活动都在增加腰椎的负担，随着年龄的增长，过度的活动和超负荷的承载，加重了腰椎的负担，使腰椎加快出现老化，并在外力的作用下，继发病理性改变，以致椎间盘纤维环破裂，椎间盘内的髓核突出，引起腰腿痛和神经功能障碍。

当耳郭腰椎区出现结节、丘疹等阳性反应物，多见于腰椎退行性病变。腰椎退行性病变是人随着年龄增长出现的现象，主要原因是缺少钙和镁。治疗上首先需要补充钙和镁，也可以静脉输液治疗。

25. 为什么能从耳垂皱纹中发现心脏病？

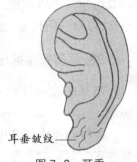

有的人年老后，在耳垂处从耳朵口向外下方有一条斜形皱纹，可别小看这小小的皱纹，实际上这意味着可能有动脉硬化、心脏缺血情况的发生。

耳垂处小小的皱纹同动脉异常是有关联的。耳垂上出现皱纹是已经得病时动脉中正在展开的过程的局部表现。耳垂由脂肪与结缔组织构成，没有软骨，是耳朵上唯一肉多的部位。

耳垂皱纹——

图 7-3　耳垂

当动脉出现硬化时，耳朵同其他一切组织一样，得到的血较少，而耳垂是耳朵上对这种缺血现象感觉最敏感的部分，因而当耳朵出现了耳垂皱纹时，要及时检查心脏。

26. 什么是耳穴？

耳穴指分布在耳郭上的腧穴。耳郭从全息现象来看是一个倒置的胎儿，所以耳穴的分布与胎儿的结构相似。当人体内脏或躯体有病时，往往会在耳郭的相应穴区出现局部反

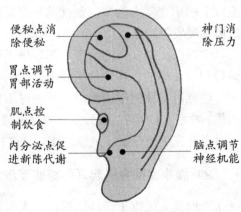

便秘点消除便秘　　　　神门消除压力

胃点调节胃部活动

肌点控制饮食

内分泌点促进新陈代谢　　　脑点调节神经机能

图 7-4　耳部穴位刺激点

应，如压痛、结节、变色、导电性能等。

27. 耳穴可以治疗哪些疼痛症？

无论是东西方医学，均认为刺激耳穴可有下列的保健和治疗功效：

（1）减轻各种疼痛症：包括头痛、创伤，手术后神经性疼痛（如坐骨神经痛），骨折或脱臼后引起之痛症。

（2）治疗发炎性疾病：如关节扭伤发炎和面部神经炎等。

（3）过敏或软骨相关的病患：包括类风湿性关节炎。

（4）脑神经内分泌失调：包括高血压、头晕及心律失常等。

（5）其他长期病患：包括手腕痛、四肢麻木及腰酸背痛。

在耳穴治疗方面，中医和针灸物理治疗师会使用针灸针，直接刺激耳穴，以达到上述功效。此外，物理治疗师也会根据情况，采用激光刺激耳穴，来帮助消炎止痛，促进患处复原。

28. 耳郭出现异常斑点有哪些疾病预兆？

耳郭上出现鲜红或紫色的丝状红筋或斑点，并且用手挤压仍不消散，这在中医上称为"诊伤痛耳症"。如出现在右耳则表示右侧躯体有伤，显于左耳则左半身有伤，显于耳郭上半部则表示背部有伤，显于耳郭下半部则表示胸部有伤，在耳的上顶有黑或红色向外扩散的点，表示左腋下有伤；在耳垂底有白色或黑色点，表示右腋下有伤。这些相应的表征为我们清晰地进行身体疾患的自查和医生的诊断提供了重要的依据。

中医在诊疗跌打损伤时，常常会从耳郭反映的表征上来判断伤情。从耳郭出现的鲜红或紫色的细小浮络，可以了解内伤部位。

29. 耳针疗法可以发现人体的哪些疾病？

人们的耳朵与人体各部位存在着一种生理性的内在联系，当人体患病时，耳郭上相应部位就会出现敏感点。刺激这些敏感点，能达到治疗相应疾病的效果。这种方法，在我国传统医学中叫作"耳针疗法"。

不同的疾病在耳郭上有不同的表现，典型的有：神经衰弱患者的"耳尖"穴（耳朵尖区）处可看见一个圆环形水纹（似一盆水面上的水纹），并在耳垂部可能摸到一个硬节；高血压、动脉硬化患者，耳孔会长毛，耳轮变宽、变厚、变硬；胃溃疡、十二指肠球部溃疡患者，"胃""十二指肠"两穴处可见萎缩；乳腺癌患者，"乳腺"穴上可看到一圆形的丘疹；冠心病患者，耳垂上可看到一条横向深折；消化不良患者，"膜"穴处有明显压痛。各种疾病，在耳朵的相应穴位上都有异常反应。有些病人还没有感觉到的病症，或者在疾病初发阶段，用按摩耳朵的方法，可以较早发现疾病。若用耳朵探测检查，其准确性可达90%以上。为了保障身体健康，应当经常察看和按摩自己的耳朵。

30. 耳穴部位隆起反应具体有哪些疾病征兆？

耳穴部位隆起常见的有结节状，其形态小的像是芝麻，大的则呈绿豆状，或呈现链珠状，或呈片状、条片状。不同形态的呈现，为中医解读各种疾病提供了依据。

如呈结节状圆形隆起者，则是各种头痛症的表征。历代医家认为，头部经络为诸阳经交汇之处，凡五脏精华之血，六腑清阳之气，都上会于此。如果六邪外侵，七情内伤，升降失调，郁于清窍，清阳不运，皆能致头痛。

如呈链珠状者，则常见于肥大性脊柱炎，肥大性脊柱炎也称退行性脊柱炎、脊椎骨性关节炎、增生性脊椎炎等，这类疾病多发生于中年以后。一般情况下，发病很缓慢，初期疼痛感较轻，如果稍加劳累则疼痛加重。病情较重者，俯仰活动受限，给患者带来一定的不便和痛苦。

如呈条索状，则是关节疼痛，关节疼痛主要是由关节炎或关节病引起的。关节疼痛牵涉范围非常广泛，因此关节疼痛的鉴别诊断至关重要。在中医理论上，诊断此类疾病的时候，耳针是相当关键的。

如呈片状，常见于腹痛。

31. 哪些病症会引起耳穴部位凹陷反应？

耳穴凹陷反应较常见的有点状、片状和线状三种状态。

如呈点状，则常见于耳鸣疾患。耳鸣是指自觉耳内鸣响，常常是耳聋的先兆，因听觉机能紊乱而引起。其症状表现是不一样的，由耳部病变引起的常与耳聋或眩晕同时存在。由其他因素引起的，则可不伴有耳聋或眩晕，耳穴呈点状的还见于散光症。

如呈片状，则多久见于胃、十二指肠溃疡疾病。医学上认为，胃溃疡的形成是胃酸作用的结果，而十二指肠溃疡形成的主要因素是因迷走神经张力过高，以致胃酸分泌过多，两者是性质不同的疾病。

如呈线状，则多见于冠心病。冠心病的症状表现是胸腔中央发生一种压榨性的疼痛，并可迁延至胃，它还伴有一些其他症状，如眩晕、气促、出汗、寒战、恶心及昏厥等，严重患者可能因为心力衰竭而死亡。另外，耳穴呈线状者，还可见于耳鸣、耳聋、缺齿等症。

32. 哪些病症会引起耳穴血管扩张？

血管扩张可呈现为条段状或扇叶状，不同形态的呈现，是不同疾病的外部表征。

呈条段状者，常见于支气管扩张和各种关节痛等病症。支气管扩张症是因支气管及其周围肺组织的慢性炎症损坏管壁而导致支气管腔扩张和变形的一种慢性化脓性疾病。已患支气管扩张者，应多锻炼身体，努力增强体质，坚持体位排痰及戒烟，减少尘埃吸入，预防感冒等防止支气管扩张的发展。

呈扇叶状者，则多见于腰腿疼症。腰腿疼是以腰部和腿部疼痛为主要症状的伤科病症，主要包括现代医学的腰椎间盘突出症、腰椎管狭窄症等。隋代巢元方在《诸病源候论》中指出该病与肾虚、风邪入侵有密切关系。

33. 什么疾病会导致耳穴血管中断?

血管的主干充盈扩张,而其中间则呈条段状中断,这被称为血管中断,血管中断常见的疾病是心肌梗死。

在医学上,心肌梗死是指在冠状动脉病变的基础上,发生冠状动脉血供急剧减少或中断,引起相应的心肌严重而持久的急性缺血性坏死,临床表现呈突发性、剧烈而持久的胸骨后疼痛,特征性心电图动态衍变及血清酶的增高,可发生心律失常、心力衰竭、休克等并发症,常可危及生命。

心肌梗死的基本病因是冠状动脉粥样硬化,较少见于冠状动脉痉挛,少数由栓塞、炎症、畸形等造成管腔狭窄闭塞,使心肌腹腔严重而持久缺血达 1 小时以上,即可发生心肌梗死。心肌梗死常见的诱因包括过度劳累、情绪激动、大出血、休克、脱水、外科手术或严重心律失常等。

34. 耳郭心区的变化能诊断出哪些病症?

《素问·金匮真言论》说:"南方赤色,入通于心,开窍于耳。"《素问·缪刺论》指出:"手少阴之经络于耳中。"在《医贯》卷五又有"心为耳窍之客",可见耳与心的关系非常密切。

心的生理功能失调,可导致耳窍发生病变,出现耳聋、耳鸣、眩晕等症状。在耳郭望诊中,如果心区出现红晕,颜色为暗红或暗黑色,多见于冠心病、心肌梗死、心绞痛等病患,这类疾患给人带来的痛苦是巨大的,甚至还会在一定程度上威胁人的生命;如果心区出现皱褶样的圆圈,且中心还有光泽或有点片状的白色物质,则是心律不齐、失眠、风湿性心脏病的表现。

35. 哪些病症导致耳穴血管扭曲?

耳部血管出现海星状的扭曲现象,很有可能患有溃疡病。溃疡深达皮下和黏膜,造成局部缺损、溃烂,其表面常覆盖有脓液、坏死组织或痂皮,愈后遗有瘢痕,可由感染、外伤、结节或肿瘤的破溃等所致,其大小、形态、深浅、发展过程等也不一致。常合并慢性感染，可能经久不愈，如胃溃疡、十二指肠溃疡、小腿慢性溃疡等。

如果耳穴血管出现环球状、弧状扭曲，可能患有风湿性心脏病。风湿性心脏病简称风心病，是指由于风湿热活动，累及心脏瓣膜而造成的心脏病变。患病初期常常无明显症状，后期则表现为心慌气短、乏力、咳嗽、肢体水肿、咳粉红色泡沫痰，直至心力衰竭而死亡。

如果耳穴血管出现蝌蚪状、鼓槌状扭曲，很有可能患有冠心病。如前所述，冠心病的症状表现是胸腔中央发生一种压榨性的疼痛，并可迁延至胃，它还伴有一些其他症状，如眩晕、气促、出汗、寒战、恶心及昏厥等，严重患者可能因为心力衰竭而死亡。另外，耳穴呈线状者，还可见于耳鸣、耳聋、缺齿等症。

如果出现梅花状扭曲，可能患有肿瘤。

36. 为什么耳垂皱褶可以作为诊断冠心病的依据？

耳垂皱褶也叫"冠心沟"，耳穴的这一形态特征，可作为诊断冠心病的依据。

从临床研究看，这是由于全身小动脉包括心脏冠状动脉硬化、微循环障碍所致。众所周知，耳垂是耳朵上唯一多肉的部位，主要由结缔组织构成。它处于身体末端部位，对缺血缺氧相当敏感。当人体发生动脉硬化时，耳垂会和心肌一样发生微循环障碍，导致局部皮下结缔组织中胶原纤维断裂，耳垂皮肤便出现皱褶。心血管造影检查发现，耳垂皱褶的深浅与冠状动脉的损害程度密切相关。另外，根据中医耳针研究，耳垂上有体表和内脏相关的图像，耳垂皱褶正好是心脏在耳郭上的相关部位。

因此，中老年人不妨对着镜子自查一下，如果存在上述耳穴体征的话，应当及时去医院，通过心脏听诊、测血压、做心电图、验血脂等检查，尽早发现冠心病，从而进行及时有效的治疗。

37. 耳穴血管呈网状会有哪些疾病征兆？

在中医，耳穴血管呈网状改变的，称为血管网状改变。血管的这种形态变化常见于各种急性炎症性疾患，如咽喉炎、扁桃体炎、乳腺炎等疾患。

现代医学认为，咽喉为人体重要的免疫器官，许多感染性疾病和免疫性疾病都与咽喉有密切关系。咽喉炎有急、慢性之分，属于上呼吸道感染的一部分。根据中医理论，咽为胃之关，喉为肺之门，外感之邪入肺易伤喉，饮食不当入胃易损于咽，咽喉为邪毒好浸久留之地。咽喉炎的预防和治疗，要从生活习惯、饮食习惯、环境因素等方面注意。

扁桃体炎是扁桃体的炎症。临床上分为急性和慢性两种，主要症状是咽痛、发热及咽部不适感等。此病可引起耳、鼻以及心、肾、关节等局部或全身的并发症，故应予重视。

乳腺炎是指乳腺的急性化脓性感染，是引起产后发热的原因之一，最常见于哺乳妇女，尤其是初产妇。哺乳期的任何时间均可发生，而哺乳的开始最为常见。该症轻者不能给婴儿正常喂奶，重者则要手术治疗。

38. 如何诊断耳郭肝区、胆区的疾病？

肝胆之脉络于耳，肝胆之气上通于耳，耳的正常生理功能有赖于肝胆之气的通达及肝血的奉养。《素问·藏气法时论》说："肝病者，虚则目无所见，耳无所闻。"《丹溪心法·耳聋》篇也说："耳聋皆属于热，少阳厥阴热多。"少阳厥阴者，分别指肝与胆，可见耳与肝、胆的关系之密切。

健康人的耳郭血管隐而不见，而心肌梗死、冠心病、高血压、支气管扩张、急性支气管炎患者，耳郭上均可见到多处丘疹，且肝区和胆区的色素较沉积，表面是粗糙的；患有慢性肝炎时肝脾区呈片状增厚，伴有点片状暗红色，大小不等；肝大则是在肝区块状增厚，边缘清晰；肝脾区呈块状隆起，不光滑，伴有小结节，边缘不清，色暗，是肝硬化的信号；胰胆区呈点白，边缘暗红，有光泽，多见于胆结石；肝区结节状隆起，色暗质硬，不光滑，则表明患有肝癌。

39. 耳穴脾胃区会发生哪些疾病?

胃区呈现不规则的白色隆起，可能为慢性浅表性胃炎；胃区呈现点状或片状红润，界限不清，多为急性胃炎，如果界限清楚则多见于胃溃疡活动期；胃区片状白色隆起中有点、片状红润，多为慢性胃炎急性发作。

胃炎是指任何病因引起的胃黏膜炎症。按临床发病缓急，一般可分为急性胃炎和慢性胃炎。急性胃炎发病急骤，轻者仅有食欲不振、腹痛、恶心、呕吐；严重者可出现呕血、黑便、脱水、电解质及酸碱平衡紊乱，有细菌感染者常伴有全身中毒症状。

当脾区呈片状白色，且边缘有红润，则是脾大的信号。脾大即脾脏的肿大，引起脾大的原因有：感染性脾大，各种急慢性感染如伤寒；郁血性脾肿大；增生性脾大多见于某些血液病，如白血病、溶血性贫血、恶性淋巴瘤等。

40. 急性腰扭伤在耳部会出现哪些症状?

急性腰扭伤是腰部肌肉、筋膜、韧带等软组织因外力作用突然受到过度牵拉而引起的急性撕裂伤，常发生于搬抬重物、腰部肌肉强力收缩时。急性腰扭伤可使腰骶部肌肉的附着点、骨膜、筋膜和韧带等组织撕裂。

在治疗上，有多种方法，如拔罐、药物治疗等。如果郊野旅行又逢腰部扭伤，情急间找不到医生，在此情况下，应让病人卧下休息。

中医耳诊中，在腰椎穴区，如出现片状且呈红色，或有紫红色的斑块，则为急性腰扭伤。需要说明的是，红色表示新伤，紫红色表示旧伤。

41. 肝穴区有哪些症状可诊断为病毒性肝炎?

当肝穴区有结节样赘生物，或有较细的、青紫色的毛细血管，则临床表现为病毒性肝炎。

病毒性肝炎是由多种肝炎病毒引起的，以肝脏炎症和坏死病变为主的一组传染病，主要通过粪便、血液或体液而传播。临床上以疲劳、食欲减退、肝大、肝功能异常为主要表现，部分病例会出现黄疸。按病源分类，目前已确定的病毒性肝炎有 5 型，其中甲型和戊型主要表现为急性肝炎，乙、丙、丁型主要表现为慢性肝炎，并可发展为肝硬化和肝细胞癌。

42.耳部出现哪些反应可诊断为流行性感冒？

在耳穴的相关部位可见点状或小片状红晕，或小血管充盈等阳性反应，临床诊断为流行性感冒。

流行性感冒是流感病毒引起的急性呼吸道感染，也是一种传染性强、传播速度快的疾病。其主要通过空气中的飞沫、人与人之间的接触或与被污染物品的接触传播。一般秋冬季节是其高发期，所引起的并发症和死亡现象非常严重。典型的临床症状是：起病急骤，畏寒、发热，体温在 24 小时内升达 39℃ ~ 40℃甚至更高；伴头痛，全身酸痛，乏力，食欲减退；呼吸道症状较轻，咽干喉痛，干咳，可有腹泻；颜面潮红，眼结膜外眦充血，咽部充血，软腭上有滤泡。

患流行性感冒时除药物治疗外，饮食调理也是非常重要的。感冒期间要禁吃咸食、甜腻食物，如各类糖果、饮料、肥肉等，还要禁食辛辣食物和烧烤煎炸的食物。

43.耳穴部位出现哪些症状可诊断为痔疮？

在痔点、肛门穴区出现点片状白色，且边缘有红晕，或在直肠穴区出现同样现象，且有少数呈点片状的暗灰色，可能为痔疮病患。

医学所指痔疮包括内痔、外痔、混合痔，是肛门直肠底部及肛门黏膜的静脉丛发生曲张而形成的一个或多个柔软的静脉团，属慢性疾病。痔疮的主要特点是出血和疼痛，通常当排便时持续用力，造成此处静脉内压力反复升高，静脉就会肿大。妇女在妊娠期，由于盆腔静脉受压迫，妨碍血液循环，常会发生痔疮，许多肥胖的人也会罹患痔疮。如果患有痔疮，肛门内肿大扭曲的静脉壁就会变得很薄，因此排便时极易破裂出血。

痔疮的形成因素有解剖学原因、遗传关系、职业关系、局部刺激和饮食不节、肛门静脉压力增加、肛门部感染等。据临床观察及统计普查结果分析，不同职业痔疮的患病率有显著差异，临床上机关干部、汽车司机、售货员、教师的患病率明显较高。

44. 腹泻患者耳穴部位会有什么症状？

在大肠、小肠穴区有点片状充血并且红润有光泽，则为急性腹泻病患；如在同样位置，有点片状黯红色或丘疹，则为慢性腹泻病患。

腹泻是一种常见症状，是指排便次数明显超过平日习惯的频率，粪质稀薄，水分增加，每日排便量超过200g，或含未消化食物，或含脓血、黏液。腹泻常伴有排便急迫感、肛门不适、失禁等症状。腹泻分急性和慢性两类：急性腹泻发病急剧，病程在2～3周之内；慢性腹泻指病程在两个月以上或间歇期在2～4周内的复发性腹泻。

腹泻不是一种独立的疾病，而是很多疾病的一个共同表现，它同时可伴有呕吐、发热、腹痛、腹胀、黏液便、血便等症状。腹泻伴有发热、腹痛、呕吐等常提示急性感染，伴大便带血、贫血、消瘦等则需警惕肠癌，伴腹胀、食欲差等常需警惕肝癌，伴水样便则需警惕霍乱弧菌感染。除此之外，腹泻还可直接引起脱水、营养不良等，具体表现为皮肤干燥、眼球下陷、舌干燥、皮肤皱褶。

45. 在耳穴部位如何诊断出便秘？

在大肠、小肠穴区出现点片状白色或丘疹，或出现脱屑，则为便秘病患。

从现代医学的角度来说，便秘是多种疾病的一种症状，而不是一种病。便秘是排便次数明显减少，每2～3天或更长时间一次，无规律，粪质干硬，常伴有排便困难感的病理现象。

便秘在程度上有轻有重，在时间上可以是暂时的，也可以是长久的。由于引起便秘的原因很多，也很复杂，因此，一旦发生比较严重的、持续时间较长的便秘，患者应及时到医院检查，查找引起便秘的原因，以免延误原发病的诊治，并及时、正确、有效地解决便秘的痛苦，切勿滥用泻药。

46. 胰胆穴区哪些变化是胆囊息肉样病变的症状?

当胰胆穴区赘生物比较大时，其息肉也大；反之，息肉则小。这是胆囊息肉样病变的提示。

胆囊息肉样病变，泛指胆囊壁向腔内呈息肉状生长的所有非结石性病变总称，发病年龄 30~50 岁者居多。大多数胆囊息肉的症状与慢性胆囊炎相似，主要表现为右上腹轻度不适，伴有结石时可出现胆绞痛，但也有相当数量的患者并无症状，只是在做健康体检时才发现。该病特点为发病率逐渐增高、隐蔽攻击性强、癌变率高。胆囊息肉的致命杀伤力就在于突发癌变，而在癌变中或癌变后，许多胆囊息肉患者没有不适的感觉，于是不知不觉地发展，不知不觉地癌变，这也是胆囊息肉最可怕的一点。

47. 脑血栓患者有哪些耳部症状?

脑血栓是在脑动脉粥样硬化和斑块基础上，在血流缓慢、血压偏低的条件下，血液的有形成分附着在动脉的内膜上形成的血栓。多发生于 50 岁以后，男性略多于女性。脑血栓轻微者表现为一侧肢体活动不灵活、感觉迟钝、失误，严重者可出现昏迷、大小便失禁甚至死亡。但由于发生的部位不一样，脑血栓的症状也不一样。常于睡眠中或晨起发病，患者活动无力或不能活动，说话含混不清或失语，喝水发呛。多数病人意识消除或轻度障碍。

中医耳诊中，可依据耳朵相应部位的变化来诊断脑血栓这一病患。如患者的耳垂部显示有耳垂皱褶，或皮质下穴区的肤色为暗灰色，并且没有光泽，则可诊断为脑血栓。

48. 各关节穴区与类风湿性关节炎的关系是怎样的?

在中医耳诊中，各关节穴区，包括颈椎、胸椎、腰骶椎、髋、膝、踝、跟、趾、指、腕、肘、肩、锁骨等，出现了高低不平的结节，整个耳部较硬时，临床即可诊断为类风湿性关节炎。

类风湿性关节炎是一种以关节滑膜炎为特征的慢性全身性自身免疫性疾病。滑膜炎持久反复发作，可导致关节内软骨和骨的破坏，关节功能障碍，甚至残废，以慢性、对称性、多滑膜关节炎和关节外病变为主要临床表现。

该病好发于手、腕、足等小关节，反复发作，呈对称分布。早期有关节红肿热痛和功能障碍，晚期关节可出现不同程度的僵硬与畸形，并伴有骨和骨骼肌的萎缩，极易致残。从病理改变的角度来看，类风湿性关节炎是一种主要累及关节滑膜（以后可波及关节软骨、骨组织、关节韧带和肌腱），其次为浆膜、心、肺及眼等结缔组织的广泛性炎症性疾病。类风湿性关节炎的全身性表现除关节病变外，还有发热、疲乏无力、心包炎、皮下结节、胸膜炎、动脉炎、周围神经病变等。

49. 通过哪些穴区的变化可诊断女性更年期综合征?

女性更年期综合征是女性卵巢功能逐渐衰退至完全消失的过渡时期，由于生理和心理改变而出现的一系列临床症状，常见有烘热汗出、烦躁易怒、心悸失眠或忧郁健忘等。

本病的发生是妇女在绝经前后，由于肾气逐渐衰竭、冲任亏虚、精血不足、天癸渐绝，月经将断而至绝经所出现的生理变化，但有些女性由于体质或精神因素以及其他因素的影响，一时不能适应这些生理变化，使阴阳失去平衡，脏腑气血功能失调而出现的一系列脏腑功能紊乱的征候。

耳穴中，女性更年期综合征在腹穴区、内分泌穴区、肾区、内生殖穴区等都会出现一系列的变化，已成为中医用耳诊诊断这一病症的依据。

50. 神经衰弱可反应于耳部哪些穴区?

神经衰弱属于心理疾病的一种，症状表现为精神容易兴奋和脑力容易疲乏、常有情绪烦恼和心理、生理的神经性障碍。神经衰弱患者有显著的衰弱或持久的疲劳症状，如经常感到精力不足、萎靡不振、不能用脑、记忆力减退、脑力迟钝、学习工作中注意力不能集中、工作效率显著减退，即使是充分休息也不能消除疲劳感。对全身进行检查，又无躯体疾病如肝炎、脑器质性病变等。

目前大多数学者认为精神因素是造成神经衰弱的主因。凡是能引起持续的紧张心情和长期的内心矛盾，使神经活动过程强烈而持久的处于紧张状态，超过神经系统张力的耐受限度，即可发生神经衰弱。

在中医耳诊中，神经衰弱症可在心穴区（有圆形皱褶出现）、枕或垂前穴区（成点片状）、肾穴区（出现点片状白色改变）有明显的反应。

51. 头部不同部位的疼痛在耳部穴区有怎样的症状？

耳诊中，在额穴区、颞穴区、枕穴区，可见片状红晕，并有隆起改变，在临床诊断上为全头痛。头痛的部位不同，在耳部各穴区的反应也不同。

耳诊中，在枕穴区有隆起改变，或可见点状或片状红点或红晕，则在临床诊断上为头顶痛。头顶痛不同于全头痛。

耳诊中，在额穴区，呈点片状红晕，则为前头痛，如果病程较长且反复发作者，在额穴区会出现圆形隆起，心穴区有皱褶。

耳诊中，颞穴区有点片状红晕或有隆起，或心穴区有皱褶，都为偏头痛的表现。

后头痛在耳诊中，主要反应在枕穴区，其形态、颜色特征和偏是痛类似。

52. 面神经炎患者在面颊区的症状有哪些？

面神经炎又叫面瘫、面神经麻痹，就是面部肌肉瘫痪。它是由支配面部肌肉的面神经中风而引起的，主要表现为面部肌肉运动受到障碍。面瘫的临床表现主要为双侧一重一轻型面肌瘫痪，表现为不能蹙额与皱眉，眼不能闭合或闭合不全、畏光、流泪等现象。口角歪向较健侧，鼓腮时从重病侧漏气，漱口时从重病侧漏水，流口水，进食时食物停留于重病侧牙颊之间。

面神经炎可见于任何年龄，无性别差异。多为单侧，双侧者甚少。发病与季节无关，通常急性起病，一侧面部表情肌突然瘫痪，可于数小时内达到高峰。

在耳诊中，面神经炎在耳穴的表现依病程的差异而不同。在面颊区，或可见点状或小片状红晕或边缘有红晕，或出现皱褶，或毛细血管扩张等。

53. 耳部穴区哪些变化是肋间神经炎的信号？

肋间神经炎是指由于损伤诱发的肋间神经的慢性炎症，在肋软骨处会有痛性肿块及压痛，又称蒂策氏病。该症多见于 20 ~ 40 岁，多为一处病变。病因可能与病毒感染或外伤有关，病程可持续几小时或几天，但可复发，常在数月内自愈，个别可持续数年。

耳诊中，在胸、胸椎穴区有点片状红晕，或有毛细血管充盈，在临床诊断上为肋间神经炎，这为疾病的诊断和治疗提供了依据。治疗常用热敷、止痛药物、局部注射醋酸泼尼松龙等，有时可口服吗啡胍。也可用药物、理疗、针灸、推拿等，推拿对由胸椎损伤或蜕变引起的肋间神经痛疗效很好。

54. 肾穴区哪些症状可诊断为肾病综合征？

肾病综合征是以大量蛋白尿（24 小时尿蛋白超过 3.5 克）、血清白蛋白 <30g/L、高脂血症及水肿为特点的临床综合征，前两项最为典型。该症分原发性和继发性两种，继发性肾综可由免疫性疾病（如系统性红斑狼疮等）、糖尿病以及继发感染（如细菌、乙肝病毒等）、循环系统疾病、药物中毒等引起。

肾病综合征的预防和保健是非常关键的。要保证有充分的休息；在饮食上保证足够热量；加强对皮肤的护理，保持皮肤清洁、干燥，避免擦伤和受压，定时翻身；进行一系列的健康教育，要求患者及其家属要密切配合医生的治疗。

耳诊中，在肾穴区出现片状淡红晕，临床诊断即为肾病综合征，如果病程较长，在肾穴区的点片状则会增厚。

55. 遗尿症可反应于耳部哪些穴区？

在中医耳诊中，在肾区、膀胱或肝穴区出现阳性反应，在临床诊断上，则为遗尿症。

遗尿症俗称尿床，通常指小儿在熟睡时不自主地排尿，有少数患者遗尿症状会持续到成年期。小儿遗尿的主要原因是大脑排尿中枢发育不充分。中医认为小儿遗尿多为先天"肾气不足、下元虚冷"所致，治疗以补肾益气为主。另外，由于各种疾病引起的脾肺虚损、气虚下陷，也可以出现小儿遗尿症，少数小儿会因肝经郁热引起遗尿。

大多数遗尿儿童白日排尿无异常，检查也无明显病变。对遗尿患儿，家长不要责骂，而应关心和体贴，告诉孩子随着发育可以自愈，建立信心。在晚饭以后限制饮水量，睡前充分排空膀胱尿，在经常尿床的时间以前叫醒儿童起床排尿，一般不需药物治疗。

56. 不孕症在耳穴部位会表现出什么症状？

中医耳诊中，在盆腔穴三角窝区域或内生殖穴区出现相应的异常现象，如三角窝出现红点、红斑，颜色为灰白色或暗灰色，或有脱屑出现，内生殖穴区往往会有一系列的颜色变黄，或为红色，或为暗红色，或为淡紫色，或为白色等，上述均可视为不孕症的信号。

不孕症是指婚后同居，有正常性生活，未避孕达1年以上而未能怀孕的现象。引起不孕的原因很多，像女方排卵障碍或不排卵、输卵管不通、功能不良、炎症、结核或子宫内膜异位症、免疫因素、男方少精或弱精症等，都可以导致不孕。

不孕不育虽然不是致命性的疾病，但它会带来一系列的社会问题，如夫妻感情破裂、家庭不和、离婚等。对大多数不育的夫妇来说，不孕症是其生活中最有压力的事件之一，极易出现情绪不稳定和精神压力。

57. 如何根据不同穴区的异常诊断闭经？

在中医耳诊中，在内生殖器穴区、内分泌穴区如果出现某些异常，前者可见点状的白色丘疹，后者可见黯红色的丘疹，临床上，均可诊断为闭经。

年过 16 岁，第二性征已经发育而尚未来潮者，即为闭经。年龄超过 14 岁第二性征仍未发育者称原发闭经，月经已来潮又停止 6 个月或 3 个周期者称继发闭经。中医将闭经称为经闭，多由先天不足、体弱多病、多产房劳、肾气不足、精亏血少；大病、久病、产后失血或脾虚生化不足、冲任血少；情态失调、精神过度紧张、受刺激、气血淤滞不行；肥胖之人，多痰多湿、痰湿阻滞冲任等引起。如果发现闭经，应该及时去医院查明病因，对症治疗，一般都会得到满意效果。闭经时间越久，子宫就会收缩得越厉害，治疗效果也就越差。

58. 穴区的哪些症状可以诊断为前列腺增生？

中医耳诊认为，诊断前列腺增生，可依据相应穴位出现的异常情况作诊断，如在艇角穴区出现颜色的改变，或黑色，或黯红色，或浅蓝色，或淡黄色；或在该穴位出现一系列的形态变化，有点片状增厚、隆起改变，或有结节，或出现环形皱褶等。此外，尿道穴区和内分泌穴区也是诊断该病的重要穴位，当两个穴区有点片状增厚时，或在内分泌穴区有颜色的改变时，临床上均可诊断为前列腺增生疾病。

前列腺增生为一种常见的男性疾病，且近年来随着人们生活水平的提高，发病的概率呈上升趋势。前列腺增生疾病在临床上的表现为尿频、排尿困难、血尿。该病会引发很多并发症，如尿路感染，易发生膀胱颈后尿道及膀胱炎症；因排尿困难，腹压长期增加，故易引起痔疮和脱肛等并发症。

59. 痛经时耳部穴位会出现哪些反应？

痛经是指妇女在经期及其前后，出现小腹或腰部疼痛，甚至痛及腰骶。每随月经周期而发，严重者可伴恶心呕吐、冷汗淋漓、手足厥冷，甚至昏厥，给工作及生活带来影响。

引起痛经的因素很多，常见的有：由于子宫颈管狭窄而引起痛经，子宫位置异常而引起痛经，一定的精神因素、遗传因素。中医认为，由于肾气亏虚、气血不足，加上各方面的压力，令肝气郁结，以致气血运行不顺而造成痛经。

中医耳诊中，在内生殖穴区或内分泌穴区如出现点状或小片状的红晕，或在盆腔穴区三角窝部位，毛细血管扩张，在临床诊断上均为痛经。

痛经患者应注意平时的调理和保健。平时饮食应多样化，不可偏食，应经常食用些具有理气活血作用的蔬菜水果，经前期及经期少吃生冷和辛辣等刺激性强的食物。

60. 遗精患者在穴区有怎样的反应？

中医耳诊认为，如在内生殖器穴区、艇角穴区颜色红润，或呈白色、干燥、有脱屑现象，则视为遗精征象。

遗精是一种生理现象，是指不因性交而精液自行泄出。中医将精液自遗现象称遗精或失精。有梦而遗者名为"梦遗"；无梦而遗，甚至清醒时精液自行滑出者为"滑精"。遗精基本上可以说是一种正常的生理现象，正常成年男性约有 90% 发生过遗精。遗精不像月经，是没有规律可言的，以前有遗精现在消失了，也是很正常的事情。尤其是男性进入中年后，几乎就不再发生了。

由于遗精是男性性发育的正常生理现象，对身体和心理的健康都无害，也不会给身体造成任何不良影响，男性精子的数量和质量由睾丸和先天的基因决定，所以遗精不会影响生育能力。

61. 耳部哪些反应是由肩关节周围炎引起的？

中医耳诊认为，在肩穴区会出现形态和颜色的异常现象，如有点状或片状红晕，或是呈点状白色，且边缘处有红晕，或是呈暗红色，在形态上，或血管怒张，呈海星状，或呈小结节，或呈条索状，则为肩关节周围炎。

肩关节周围炎简称肩周炎，是以肩关节疼痛和活动不便为主要症状的常见病症。本病的好发年龄在 50 岁左右，女性发病率略高于男性，多见于体力劳动者。如得不到有效的治疗，则可能严重影响肩关节的功能活动，妨碍日常生活。本病早期肩关节呈阵发性疼痛，常因天气变化及劳累而诱发，以后逐渐发展为持续性疼痛，并逐渐加重，昼轻夜重，夜不能寐，不能向患侧侧卧，肩关节向各个方向的主动和被动活动均受限。

中医认为，肩周炎的形成有内、外两个因素，内因是年老体弱、肝肾不足、气血亏虚，外因是风寒湿邪、外伤及慢性劳损。

耳聋耳鸣的问题

1. 耳聋按程度可分为哪几类？

耳聋是听觉传导通路器质性或功能性病变导致不同程度听力损害的总称，程度较轻的耳聋有时也称重听，明显影响正常社交能力的听力减退称为聋，因双耳听力障碍不能以语言进行正常社交者称为聋哑或聋人。

在医学上，耳聋按不同的分类标准，可分为不同的类型。按其程度轻重不同可分为：

（1）轻微听力损失。无交流困难，但听力仪器测定听力比正常值差。

（2）轻度听力损失。一般距离内听不清小声讲话。

（3）中度听力损失。听一般的讲话已感到困难。

（4）中重度听力损失。听大声亦感困难。

（5）重度听力损失。仅能听到耳边的大声喊叫。

（6）极度听力损失。几乎听不到任何声音，连耳边的大声呼喊亦不能听清。

2. 哪些疾病可导致耳聋？

可导致耳聋的外耳疾病有耵聍栓塞、外耳道闭锁、外耳道炎症肿瘤导致的外耳道狭窄等。

可导致耳聋的内耳疾病有各种急慢性中耳炎、中耳肿瘤、鼓膜外伤、听骨骨折或脱位、耳硬化等。

可导致耳聋的内耳、听神经及神经系统疾病，包括各种急、慢性传染性疾病的耳并发症，像流行性脊髓膜炎、流行性乙型脑炎、麻疹、猩红热、风疹等。这些疾病除了可导致氧性中耳炎而使听力减退外，还会侵犯内耳及其传入径路，造成感音神经性耳聋。另外，药物或化学物质中毒、迷路炎、膜迷路积水、颞骨骨折、听觉外伤、听神经瘤、颅脑外伤，脑血管意外或痉挛也是引起感音神经性耳聋的主要因素，老年性耳聋即属于此类。

3. 传音性耳聋是由哪些疾病引起的？

由于外耳或中耳疾病，使到达内耳的声能减弱，从而引起听觉减退者称为传音性耳聋，又名传导性耳聋，包括：

（1）先天性疾病。如外耳道闭锁，但鼓膜、听骨、蜗窗、前庭窗和鼓室的发育正常。

（2）后天性疾病。如外耳道异物、耵聍栓塞、炎性肿胀、肿瘤阻塞、外伤性疤痕闭锁、鼓膜炎、外伤性鼓膜穿孔等；各种中耳炎引起的鼓室积液、鼓膜穿孔、增厚、钙化、粘连内陷、鼓室黏膜充血肿胀、肉芽、息肉，听骨链断离、溶解或粘连固定、胆脂瘤、胆固醇性肉芽肿、鼓室硬化症、耳硬化症、中耳癌，以及由周围器官或组织侵入中耳的良性或恶性肿瘤。

4. 哪些病因可导致感音性耳聋？

感音性耳聋，是指听觉障碍或听力减退，多由于先天或后天性原因引起的耳蜗、听神经和听中枢的病变，使传入内耳的声波不能感受而致。

产生感音性耳聋的原因很多，如一些急性传染病（腮腺炎、麻疹、猩红热、流行性感冒、脑膜炎、伤寒等），皆可导致感音性耳聋。腮腺炎引起的耳聋，发作突然，严重时伴发恶心、呕吐和眩晕，有时有耳鸣或耳闷塞感；麻疹一般导致较重的后果，是双侧对称的耳聋，高频听力损失严重；脑膜炎所致的耳聋较严重，多为全聋，且不易恢复。此外，听神经瘤、美尼尔氏病等，也会引起感音性耳聋。

5. 哪些原因会导致突发性耳聋？

突发性耳聋是一种突然发生的原因不明的感觉神经性耳聋，又称暴聋。其临床表现为：耳聋，听力消失的速度快，也有晨起时突感耳聋者。突发性耳聋目前认为主要有两种原因：

（1）病毒感染。病毒对内耳血管中的红细胞和听神经有较强的亲和力，当病毒侵入内耳后与红细胞、血小板发生亲和，凝集成团，阻塞内耳血管，导致突聋的发生。另外，病毒和听神经亲和，可使听神经充血、水肿，也是引起突聋的原因。

（2）内耳微循环障碍。当人情绪激动或着急之后，人的肾上腺素分泌会增加，使内耳小动脉血管发生痉挛，小血管内血流缓慢，造成血液中的红细胞与血小板相互粘着，发生血行障碍，内耳供氧不足，导致突聋的发生。一些老年人，特别是合并动脉硬化者，内耳血运极易发生障碍，从而引起突聋。

6. 神经衰弱性耳鸣会发展为耳聋吗？

神经衰弱性耳鸣患者往往有失眠、多梦、头昏、脑涨等症状。病人可以听到外界并不存在而由自己耳内发出的响声，或强或弱，或远或近，或有或无，或起或停，在夜深人静的时候，其莫名其妙的响声会显得更加明显。有时搅得人烦躁不安，影响日常的生活和工作。

许多人认为，神经衰弱的耳鸣发展下去便是耳聋，这种担心是多余的。从发病的原因我们可以知道，神经衰弱患者出现的耳鸣只是一种症状，其听觉器官并没有发生器质性病理改变，所以，不会发生耳聋。一般说来，病人只要保持乐观的情绪，积极配合医生治疗，随着神经衰弱的减轻或痊愈，耳鸣就会自然消失。

7. 哪些耳部疾患能引起耳鸣？

耳部疾病是引发耳鸣的重要病因，属耳源性，如外耳、中耳、内耳、螺旋神经节和蜗神经的损害，均可引起耳鸣：

（1）中耳病变。中耳炎、咽鼓管阻塞、耳硬化症等，均为耳鸣的常见病因。中耳鼓室周围的病变，如颈静脉球体瘤、颈静脉或动脉解剖异常、动静脉瘘等，可引起搏动性耳鸣。

（2）内耳耳蜗病变。早期梅尼埃病损害耳蜗顶周螺旋器时，会出现低频耳鸣。耳毒性药物、噪音和老年性耳蜗损害，均可出现高频耳鸣，伴有感音神经性耳聋。

（3）螺旋神经节和蜗神经的病变。听神经瘤患者80%以上会出现患侧渐进性加剧的高频耳鸣，并有10%作为首发症状。多为单侧发病，且伴发患侧渐进性耳聋、瞬间头昏、眩晕或不稳感。

8. 哪些全身性疾病会引起耳鸣？

全身疾病如心血管、内分泌代谢、神经精神等疾病，与听觉器官无关，但也会引发耳鸣。这类耳鸣一般为双侧性，不伴耳聋，可随着这些疾病的痊愈而消失。

（1）心血管疾病。是最为常见的耳鸣原因之一，其中约有10%为高血压。耳鸣常呈搏动性，与脉搏、心跳同步。动脉粥样硬化，管腔缩小、狭窄，亦可出现搏动性耳鸣。贫血者则会因心脏输出量增加引起搏动性耳鸣。

（2）内分泌代谢疾病。甲状腺功能亢进症或甲状腺功能减退症均可引起搏动性耳鸣。糖尿病、自身免疫性疾病、维生素缺乏症、碘或锌缺乏、肾病等引起耳鸣的发生率较高。

（3）神经精神疾病。脑膜炎、脑震荡、脑干肿瘤和血管病变皆可引起耳鸣，称为中枢性耳鸣。精神状态与耳鸣的产生有一定关系，精神紧张可引起血液循环改变，促发耳鸣。

9. 颈部疾患也会导致耳鸣吗？

除了耳部疾患、血管疾病等会引起耳鸣之外，一些颈部的疾患也会出现耳鸣现象，如颈部肿瘤（常见的有甲状腺癌和淋巴瘤）和其他的一些颈部疾患。

颈部疾患引发的耳鸣与颈动脉有着直接的关系。颈动脉有左右两侧，沿食管、气管和喉的外侧上行，到甲状软骨处分为颈内动脉和颈外动脉。在患者转动脖子时会发现一块明显的肌肉，从耳旁到胸骨处，这块肌肉就是胸锁乳突肌。在这块肌肉的内侧，可以明显摸到颈动脉的搏动。颈动脉受到压迫，便会引发耳鸣。耳鸣的特点为持续性、低音调，随体位变化，耳鸣的程度会有所不同。

10. 哪些药物中毒会导致耳内损伤或耳鸣？

所谓药物中毒性耳聋（简称药物性耳聋），就是因使用某种药物或接触某些化学制剂而引起的耳聋。其症状以耳鸣为主，小部分患者甚至完全丧失听力。

大剂量奎宁、奎尼丁、氯喹等药物，可引起剧烈耳鸣，但停药后会好转，多不影响听力。庆大霉素、链霉素、卡那霉素等药物，对听神经及前庭神经均有损害，可出现耳鸣，若不及时停药，可迅速发展成耳聋，并难以恢复。

由于耳毒性药物引起的耳鸣是直接损害内耳的感觉神经细胞所致，而人体的神经细胞一旦死亡就很难再生，所以，对于药物中毒性耳聋要做到早期防范、及时发现和早期诊断。

11. 什么情况下会产生"幻听"现象？

幻听是一种歪曲或奇特的听觉，并没有相应的外部声刺激作用于听觉器官。病人有时会听到有人在喊救命，但这种声音在现实的外部声场中并不存在。

引起幻听的原因很多，包括心理因素，如过度精神紧张；身体某部疾病，如听觉中枢障碍或精神病；药物作用，如吸食或注射过量麻醉剂，吸食大麻及错食致幻物质，药物过敏等。

现代临床研究认为，幻听是大脑听觉中枢对信号错误加工的结果。我们面对的并非无声的世界，正常人的听觉将内外部的声音信号正确地向听觉中枢传输，幻听者由于听觉中枢出现障碍，将声音信号歪曲或夸张，甚至按主观意图加以改造，是一种听觉变态。

12. 为什么单侧耳鸣要警惕听神经瘤？

一侧耳鸣、耳内有嗡嗡声，听觉不灵敏，伴有头晕、步态不稳，这些症状也可能是一种耳科疾病——听神经瘤的临床表现。

听神经瘤系原发于听神经鞘膜上的良性肿瘤。当肿瘤在 2 厘米以内时通常仅有耳科学症状，如耳鸣、听力下降、眩晕等。超过 2 厘米时，肿瘤开始推压脑干、小脑及其他颅神经，患者逐渐出现耳神经学症状。但由于中枢神经系统的代偿，神经学症状常常很轻微，并不易引起注意。肿瘤超过 3 厘米后，脑干、小脑明显受压变形，患者会出现明显的头痛、呕吐、走路不稳等症状，脑疝可随时发生，导致病人死亡。

耳道分泌物的信息

1. 怎样通过耳道溢液进行望诊？

当外耳、中耳或耳朵附近的组织发生不同病变时，耳道的溶液可出现不同的颜色变化，医生可借助这些分泌物的颜色来诊断疾病。

绿色脓液：即耳道内流出又脏又臭的绿色脓液，常见于因绿脓杆菌感染所致的慢性化脓性中耳炎，或因中耳乳突手术和中耳炎的颅内并发症合并绿脓杆菌感染所致。

黄色脓液：外耳道皮肤感染引起的疖肿，在脓肿成熟、自行破溃或做切开排脓手术后，耳道内可流出黄色脓液。慢性化脓性中耳炎患者，因感冒或污水进入耳道，诱发中耳腔重复感染，也可流出黄色脓液。一般经采用抗生素滴耳剂后，黄色脓液可以逐渐减少或消失。

棕褐色液：某些人耳道内耵聍分泌特别多，呈稀泥浆状湿性物，俗称"油耳屎"，有时耵聍可呈棕褐色液从耳道流出。对此人们不必惊慌，必要时可去医院医治，切勿擅自用火柴梗、发夹、毛线针等挖耳，以免耳内感染。

黑色液：患有急性坏死性中耳炎或耳内恶性肿瘤的人，耳道内可有坏死物混合脓液形成的黑色液流出。当施行癌肿切除术或抗癌治疗后，黑色液即会减少或消失。

红色液：当患有耳道乳头状瘤或恶性癌肿时，耳道内可流出少量无痛性红色液体。此时，应及时去医院检查，必要时可做病理组织切片检查，做到早期诊断、早期治疗。

无色液：当头颅外伤、中耳手术时损伤了脑膜，耳道即刻有无色液流出，这实质上是脑液外漏。对此要提高警惕，并积极予以治疗，防止脑膜炎、脑脓肿等并发症。

白色液：较少见。如患有胆脂瘤性中耳炎时，耳道内可见白色胆脂瘤皮屑，并具有特殊臭味。

因此，一旦出现耳道溢液，不管它是什么颜色，都应尽早诊治，以免贻误病情。

2. 耳屎有什么作用？

从物理性状看，耳屎通常呈淡黄色蜡样干片状物质，味苦，不溶于水、酒精或乙醚。从化学分析来看，耳屎含有油、硬脂、脂肪酸、蛋白质和黄色素，还有 0.1% 的水以及少许白垩和钾、钠等元素。

耳屎因富含油脂，它可以滋润耳道皮肤上的细毛，这些细毛能阻挡由外界吹进来的尘埃颗粒。耳屎和细毛还能防止昆虫等微生物对耳朵的侵害。偶然闯进来的小虫等碰上密茸茸的细毛，会被挡住去路；耳屎味苦，当小虫尝到耳屎的苦味后，便会"知难而退"。此外，富含油脂的耳屎能使耳道保持一定的温度和湿度，尤其对耳道深处的鼓膜可使其不致干涸，从而使鼓膜经常处于最佳运动状态。

富含脂肪酸的耳屎，可在耳道皮肤表面形成一层酸膜，使外耳道处于酸性环境，具有轻度的杀菌作用。经证明，耳屎里的化学成分能抑制好几种细菌的生长、繁殖。

耳屎和细毛，不仅能吸附进入耳道的灰尘和微生物，保持耳道的清洁，而且还能使耳道空腔稍稍变窄，对传入的声波起到滤波和缓冲作用，使鼓膜不致被强声所震伤。

由此可见，正常的耳屎不是废物，对保护听觉器官还是有一定功劳的。

3. 为什么不要经常掏耳屎？

外耳道皮肤中有许多汗腺及皮脂腺，它们不断地分泌液体至外耳道中，这些液体量很少，但黏性很大，能将灰尘及皮肤的脱鞘粘在一起，经过一段时间的积聚即形成耳屎。耳屎积聚过多时，会引起耳痒及堵塞感。所以，经常挖耳道，会使耳道内变得比较干燥，皮肤则容易发炎及产生瘙痒感。耳朵一痒就会想去挖它，结果就是愈挖愈干燥，愈干燥就愈痒，愈痒就愈挖，如此恶性循环。

很多人缺乏医疗知识，感觉耳内痒时，就随便用火柴棒等硬物搔痒，这样容易导致外耳道外伤，引发外耳道内的疾患。所以我们最好不要经常掏耳朵，平时耳内痒时可以用棉棍轻轻在外耳道转动，然后耳朵朝下，耵聍可自行出来。尽量做到不用指甲、铁签等硬物掏耳。另外，不要形成经常挖耳的习惯，一般一周一次为宜。

4. 为什么耳垢增多要警惕糖尿病？

耳朵经常痒痒，耳垢明显增多，如果有糖尿病家族史的人出现这些情况，就要警惕是否被糖尿病缠上了。

糖尿病患者由于耵聍腺及皮脂腺分泌旺盛而容易形成较多的耳垢，从临床看，形成的数量常与病情的严重程度成正比。在糖尿病的早期，通常是糖耐量减低阶段，这时只是"准糖尿病病人"，不用服药，通过饮食、运动可以将血糖控制在正常水平。而耳垢增多的阶段，比糖耐量减低还要早一些，是"隐性糖尿病病人"，控制血糖达标更容易一些。有试验表明，健康人的耳垢中不含葡萄糖或含量甚微，而糖尿病患者的耳垢中葡萄糖的含量多在 0.1 微克。

因此，有家族史、肥胖、肚子大腿细的人，在出现耳朵的不适后要考虑到这是否是由糖尿病导致的，应及早去医院做检测。

5. 耳内瘙痒是怎么回事？

耳道内正常时，不痛不痒，少许耵聍分泌物会随人体活动自然脱落出来。但有时其内部也会出现异常征象，如有的人经常会感到耳内瘙痒。

耳内瘙痒可能是染上了外耳道霉菌病，应及早去医院求医，而不要用火柴棒、牙签等搔痒，以防造成外耳道外伤，并发外耳道炎及外耳道疖等症。霉菌是无孔不入的，由于人的体温对霉菌适宜，加之外耳道的潮湿和阴暗，这就给喜潮怕光的霉菌繁殖发展提供了良好的场所。若个人不太讲究卫生，喜欢用手到处乱摸，或者是用有脚癣者的擦脚毛巾及抠了脚丫的手再去擦、挖耳道，便会把霉菌带入外耳道，使其受霉菌感染，这在医学上称为"外耳道霉菌病"。

6. 与湿性耳垢相关的疾病有哪些？

耳垢系指外耳道耵聍腺分泌出的液体干结后的物质。耳垢通常有两种，一种又湿又厚，另一种又干又薄。湿性耳垢即人们所说的"油耳"，"油耳"又名湿型耵聍、湿耳朵、软耵聍、油状耵聍等。据科学研究发现，耳垢湿性与某些疾病有一定的关系。

一般来说，湿性耳垢的人，其体内血脂水平要高于干性耳垢的人，所以动脉粥样硬化发生率比后者高些。另外，湿性耳垢的妇女患乳腺癌的危险性要比干性耳垢者高一倍。

7. 哪些疾病可导致耳道流脓？

耳道流脓可见于外耳道疖肿或慢性中耳炎。外耳道疖肿，常为掏耳或外耳道炎未愈而引起；也可因洗澡或游泳，耳道内进水后使表皮软化，细菌乘虚而入引起感染；慢性病病人有肾炎、糖尿病、慢性便秘者也易罹患此病。此病早期时，应遵医嘱以控制感染，还可做耳部热敷或理疗，如疖肿成熟，则应切开排脓。

慢性中耳炎系耳科最常见的疾病，多因急性化脓性中耳炎治疗不及时、不彻底或鼻咽部及邻近器官炎症反复发作所致。其特点是，长期或间接性流脓、鼓膜穿孔或耳聋。由于中耳炎为一种持续不断的化脓性感染或慢性刺激的疾病，常引起中耳腔内所含氧气和二氧化碳比例失调，血液循环和营养发生障碍，致使中耳腔上皮细胞逐渐演变成多层鳞状型或分泌型上皮，组织细胞在增生分化过程中易发生癌变，所以一定要早治。

预防外耳道疾病，平时就要养成良好的生活卫生习惯，如禁止掏挖耳朵，外耳道要保持干燥、洁净等。

8. 耳道发堵的原因是什么？

耳道发堵，即耳朵有憋闷和堵塞的感觉。这一症状与某些疾病有着一定的关系。如，当人感冒的时候，如果病菌侵犯了耳的相关部位，则耳道就会被堵塞；中耳炎病症也会造成耳道的堵塞。此外，耵聍积聚时堵塞耳道，听力会受到影响。一旦耳道内进水，耵聍会发生膨胀，紧紧压迫耳道而产生耳痛。

另外，乘坐飞机的过程中，飞机在起飞时大气压力迅速降低，会让耳朵出现堵塞样感觉，少数人还可能会产生短暂的听力障碍及耳道疼痛。

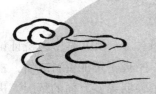

下　篇

中医辨证施治精解

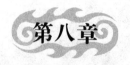

第八章

八纲辨证施治

　　八纲，即阴、阳、表、里、寒、热、虚、实，是中医辨证论治的理论基础之一。古代医家通过四诊，掌握了辨证资料之后，根据病位的深浅、病邪的性质、人体正气的强弱等多方面的情况，进行分析综合，并将其归纳为八类不同的证候，称之为八纲辨证。

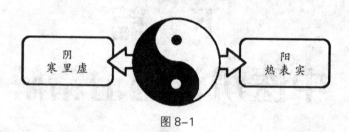

图 8-1

　　疾病的表现尽管是极其复杂的，但基本上都可以用八纲加以归纳。如疾病的类别，可分为阴证与阳证；病位的浅深，可分为表证与里证；疾病的性质，可分为寒证与热证；邪正的盛衰，可分为实证与虚证。这样，运用八纲辨证就能将错综复杂的临床表现，归纳为表里、寒热、虚实、阴阳四对纲领性证候，从而找出疾病的关键，掌握其要领，确定其类型，预决其趋势，为治疗指出方向。其中，阴阳又可以概括其他六纲，即表、热、实证为阳；里、寒、虚证属阴，故阴阳又是八纲中的总纲。

　　八纲是分析疾病共性的辨证方法，是各种辨证的总纲。在诊断过程中，有执简驭繁、提纲挈领的作用，适应于临床各科的辨证。无论内、外、妇、儿、眼、耳、鼻、喉等科，无不应用八纲来归纳概括。在八纲的基础上，结合脏腑病变的特点，则分支为脏腑辨证；结合气血津液病变的特点，则分支为气血津液辨证；结合温病的病变特点，则分支出卫气营血辨证；等等。任何一种辨证，都离不开八纲，所以说八纲辨证是各种辨证的基础。

八纲辨证并不意味着把各种证候截然划分为八个区域，它们是相互联系而不可分割的。如表里与寒热虚实相联系，寒热与虚实表里相联系，虚实又与寒热表里相联系。由于疾病的变化往往不是单纯的，而是经常会出现表里、寒热、虚实交织在一起的夹杂情况，如表里同病、虚实夹杂、寒热错杂。在一定的条件下，疾病还可出现不同程度的转化，如表邪入里、里邪出表、寒证化热、热证转寒、实证转虚、因虚致实等。在疾病发展到一定阶段时，还可以出现一些与疾病性质相反的假象，如真寒假热、真热假寒、真虚假实、真实假虚等。阴证、阳证也是如此，阴中有阳，阳中有阴，疾病可以由阳入阴，由阴出阳，又可以从阴转阳，从阳转阴，因此，进行八纲辨证，不仅要熟练地掌握各类证候的特点，还要注意它们之间的相兼、转化、夹杂、真假，才能正确而全面地认识疾病，诊断疾病。

表　里

表里是辨别疾病病位内外和病势深浅的一对纲领，它是一个相对的概念。就躯壳与内脏而言，躯壳为表，内脏为里；就脏与腑而言，腑为表，脏为里；就经络与脏腑而言，经络为表，脏腑为里；等等。从病势深浅论，外感病者，病邪入里一层，病深一层；出表一层，病轻一层。这种相对概念的认识，在六经辨证和卫气营血辨证中尤为重要，以上是广义之表里概念。狭义的表里是指身体的皮毛、肌腠、经络为外，这些部位受邪，属于表证；脏腑、气血、骨髓为内，这些部位发病，统属里证。表里辨证，在外感病辨证中有重要的意义。可以察知病情的轻重，明确病变部位的深浅，预测病理变化的趋势。表证病浅而轻，里证病深而重。表邪入里为病进，里邪出表为病退。了解病的轻重进退，就能掌握疾病的演变规律，取得治疗上的主动权，采取适当的治疗措施。

1. 表证

表证是指六淫疫疠邪气经皮毛、口鼻侵入时所产生的证候，多见于外感病的初期，一般起病急，病程短。

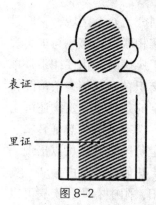

表证 ——

里证 ——

图8-2

表证有两个明显的特点。一是外感时邪，表证是由邪气入侵人体所引起的。二是病邪轻。表证的病位在皮毛肌腠，病轻易治。

【临床表现】恶寒、发热、头身疼痛、舌苔薄白，脉浮，兼有鼻塞、流涕、咳嗽、喷嚏、咽喉痒痛等证。

【证候分析】由于六淫邪气客于肌表，阻遏卫气的正常宣发，郁而发热。卫气受遏，失去温养肌表的功能。肌表得不到正常的温煦，故见恶寒。邪气侵犯经络，使气血流行不畅，致头身疼痛。肺主皮毛，鼻为肺窍，邪气从皮毛、口鼻而入肺，肺系皆受邪气，肺气失宣，故鼻塞、流涕、咳嗽。喷嚏、咽喉痒痛诸证常常并见。邪气在表，未伤及里，故舌苔可无变化，仍以薄白为主。正气奋起抗邪，脉气鼓动于外，故脉浮。

2. 里证

里证是疾病深在于里（脏腑、气血、骨髓）的一类证候。它与表证相对而言。多见于外感病的中、后期或内伤疾病。里证的成因，大致有三种情况：一是表邪内传入里，侵犯脏腑所致；二是外邪直接侵犯脏腑而成；三是七情刺激、饮食不节、劳逸过度等因素，损伤脏腑，引起功能失调、气血逆乱而致病。

里证的范围甚广，除了表证以外，其他疾病都可以说是里证。里证的特点也可归纳为二点：一是病位深；二是里证的病情一般较重。

【临床表现】里证病因复杂，病位广泛，症状繁多，常以或寒或热，或虚或实的形式出现。现仅举几类常见症脉分析如下：

壮热恶热或微热潮热，烦躁神昏，口渴引饮，或畏寒肢冷，倦卧神疲，口淡多涎。大便秘结，小便短赤或大便溏泄，小便清长，腹痛呕恶，苔厚脉沉。

【证候分析】以上所列仅是寒、热、虚、实各里证中可能出现的一些常见症脉。就热型与寒象看，里证当是但热不寒或但寒不热，热可以是壮热恶热、微热潮热。壮热恶热是热邪入里，里热炽盛所致。微热潮热常见于内伤阴虚，虚火上炎。寒象表现为畏寒，得衣被可以缓解，此乃由于机体自身阳气不足或寒邪内侵，损伤阳气，阳虚生寒的结果；烦躁神昏是实热扰乱心神的表现；口渴引饮、小便短赤是实热耗伤津液；大便秘结是由于热结肠道，津液枯竭，传导失司所致。阳气不足者，多见蜷卧神疲，虚寒者即见口淡多涎，脾虚不运者可见大便溏泄。

腹属阴，为脏腑所居之处，该部症状：腹痛，呕吐，便秘溏泄，小便短赤或清长，均是里病的标志。苔厚脉沉均为疾病在内之征。

3. 表证和里证的关系

人体的肌肤与脏腑，是通过经络的联系、沟通而表里相通的。疾病发展过程中，在一定的条件下，可以出现表里证错杂和相互转化，如表里同病、表邪入里、里邪出表等。

（1）表里同病

表证和里证在同一时期出现，称表里同病。这种情况的出现，除初病即见表证又见里证外，多因表证未罢，又及于里，或本病未愈，又加标病，如本有内伤，又加外感，或先有外感，又伤饮食之类。

表里同病的出现，往往与寒热、虚实互见。常见的有表寒里热、表热里寒、表虚里实，表实里虚等，详见寒热虚实辨证。

（2）表里出入

表邪入里：凡病表证，表邪不解，内传入里，称为表邪入里。多因机体抗邪能力降低，或邪气过盛，或护理不当，或误治、失治等因素所致。例如，凡病表证，本有恶寒发热，若恶寒自罢，不恶寒而反恶热，并见渴饮，舌红苔黄，尿赤等症，便是表邪入里的证候。

里邪出表：某些里证，病邪从里透达于外，称为里邪出表。这是由于治疗与护理得当，机体抵抗力增强的结果。例如：内热烦躁，咳逆胸闷，继而发热汗出，或斑疹白㾦外透，这是病邪由里达表的证候。

表邪入里表示病势加重，里邪出表反映邪有去路，病势减轻，掌握表里出入的变化，对于推断疾病的发展转归，有重要意义。

寒　热

寒热是辨别疾病性质的两个纲领，寒证与热证反映机体阴阳的偏盛与偏衰。阴盛或阳虚表现为寒证，阳盛或阴虚表现为热证。寒热辨证在治疗上有重要意义，《素问·至真要大论》说"寒者热之"，"热者寒之"，两者治法正好相反。所以寒热辨证，必须确切无误。

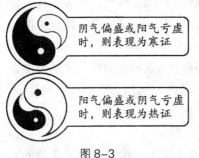

阴气偏盛或阳气亏虚时，则表现为寒证

阳气偏盛或阴气亏虚时，则表现为热证

图8-3

寒证和热证虽有本质的不同，但又相互联系，它们既可以在同一患者身上同时出现，表现为寒热错杂的证候，又可以在一定的条件下互相转化，出现寒证化热、热证化寒。在疾病发展过程中，特别是危重阶段，有时还会出现假寒或假热的现象。

1.寒证

寒证，是疾病的本质属于寒性的证候。可以由感受寒邪而致，也可以由机体自身阳虚阴盛而致。

由于寒证的病因与病位不同，又可分为几种不同的证型。如感受寒邪，有的侵犯肌表，有的直中内脏，故有表寒、里寒之别。内寒的成因有寒邪入侵者，有自身阳虚者，故又有实寒、虚寒之分，这里先就寒证的共性进行分析。

【临床表现】各类寒证的临床表现不尽一致，但常见的有：恶寒喜暖，面色㿠白，肢冷蜷卧，口淡不渴，痰涎、涕清稀，小便清长，大便稀溏，舌淡苔白润滑，脉迟或紧等。

【证候分析】阳气不足或为外寒所伤，不能发挥其温煦形体的作用，故见形寒肢冷，蜷卧，面色㿠白。阴寒内盛，津液不伤，所以口淡不渴。阳虚不能温化水液，以致痰、涎、涕、尿等排出物皆为澄澈清冷。寒邪伤脾，或脾阳久虚，则运化失司而见大便稀溏。阳虚不化，寒湿内生，则舌淡苔白而润滑。阳气虚弱，鼓动血脉运行之力不足，故脉迟；寒主收引，受寒则脉道收缩而拘急，故见紧脉。

2. 热证

热证，是疾病的本质属于热性的证候。可以由感受热邪而致，也可以由机体自身阴虚阳亢而致。

根据热证的病因与病位的不同，亦可分为几种不同的证型。如外感热邪或热邪入里，便有表热、里热之别。里热，由实热之邪入侵或自身虚弱造成，则有实热和虚热之分，这里仅就热证的共性进行分析。

【临床表现】各类热证的证候表现也不尽一致，但常见的有：恶热喜冷，口渴喜冷饮，面红目赤，烦躁不宁，痰、涕黄稠，吐血衄血，小便短赤，大便干结，舌红苔黄而干燥，脉数等。

【证候分析】阳热偏盛，则恶热喜冷。火热伤阴，津液被耗，故小便短赤，津伤则需饮水自救，所以口渴喜冷饮。火性上炎，则见面红目赤。热扰心神，则烦躁不宁。津液被阳热煎熬，则痰涕等分泌物黄稠。火热之邪灼伤血络，迫血妄行，则吐血衄血。肠热津亏，传导失司，势必大便秘结。舌红苔黄为热证，舌干少津为伤阴。阳热亢盛，血行加速，故见数脉。

寒证、热证的鉴别

	寒　证	热　证
寒热喜恶	恶寒喜温	恶热喜凉
口渴	不渴	渴喜冷饮
面色	白	红
四肢	冷	热
大便	稀溏	秘结
小便	清长	短赤
舌象	舌淡苔白润	舌红苔黄
脉象	迟或紧	数

3. 寒热错杂

在同一患者身上同时出现寒证和热证，呈现寒热交错的现象，称为寒热错杂。寒热错杂有上下寒热错杂和表里寒热错杂的不同。

（1）上下寒热错杂：患者身体上部与下部的寒热性质不同，称为上下寒热错杂。包括上寒下热和上热下寒两种情况。上下是一个相对的概念。如以膈为界，则胸为上，腹为下。而具体到腹部本身，上腹胃脘又为上，下腹膀胱、大小肠等又属下。

上寒下热：患者在同一时间内，上部表现为寒，下部表现为热的证候。例如，胃脘冷痛，呕吐清涎，同时又兼见尿频、尿痛、小便短赤，此为寒在胃而热在膀胱之证候。此即中焦有寒，下焦有热，就其相对位置而言，中焦在下焦之上，所以属上寒下热的证型。

上热下寒：患者在同一时间内，上部表现为热，下部表现为寒的证候。例如患者胸中有热，肠中有寒，既见胸中烦热、咽痛口干的上热证，又见腹痛喜暖、大便稀溏的下寒证，就属上热下寒证。

（2）表里寒热错杂：患者表里同病而寒热性质不同，称为表里寒热错杂。包括表寒里热和表热里寒两种情况。

表寒里热：患者表里同病，寒在表、热在里的一种证候，常见于本有内热，又外感风寒，或外邪传里化热而表寒未解的病证。例如恶寒发热，无汗，头痛身痛，气喘、烦躁、口渴，脉浮紧，即是寒在表而热在里的证候。

里寒表热：患者表里同病，表有热、里有寒的一种证候。常见于素有里寒而复感风热；或表热证未解，误下以致脾胃阳气损伤的病证。如平素脾胃虚寒，又感风热，临床上既能见到发热、头痛、咳嗽、咽喉肿痛的表热证，又可见到大便溏泄，小便清长，四肢不温的里寒证。

寒热错杂的辨证，除了要辨别上下表里的部位之外，关键在于分清寒热的多少。寒多热少者，应以治寒为主，兼顾热证；热多寒少者，应以治热为主，兼顾寒证。

4.寒热转化

（1）寒证转化为热证：患者先有寒证，后来出现热证，热证出现后，寒证便渐渐消失，这就是寒证转化为热证。多因机体阳气偏盛，寒邪从阳化热所致；也可见于治疗不当，过服温躁药物的患者。例如感受寒邪，开始为表寒证，见恶寒发热，身病无汗，苔白，脉浮紧。病情进一步发展，寒邪入里热化，恶寒症状消退，而壮热、心烦口渴、苔黄、脉数等症状相继出现，这就表示其证候由表寒而转化为里热。

（2）热证转化为寒证：患者先有热证，后来出现寒证，寒证出现后，热证便渐渐消失，这就是热证转化为寒证。多因邪盛或正虚，正不胜邪，机能衰败所致；也见于误治、失治，损伤阳气的患者。这种转化可缓可急。如热痢日久，阳气日耗，转化为虚寒痢，这是缓慢转化的过程。如高热患者，由于大汗不止，阳从汗泄，或吐泻过度，阳随津脱，出现体温骤降，四肢厥冷，面色苍白，脉微欲绝的虚寒证（亡阳），这是急骤转化的过程。

寒热证的转化，反映邪正盛衰的情况。由寒证转化为热证，是人体正气尚盛，寒邪郁而化热；热证转化为寒证，多属邪盛正虚，正不胜邪。

5.寒热真假

当寒证或热证发展到极点时，有时会出现与疾病本质相反的一些假象，如"寒极似热""热极似寒"，即所谓真寒假热，真热假寒。这些假象常见于病情危笃的严重关头，如不细察，往往容易贻误生命。

（1）真寒假热：是内有真寒，外见假热的证候。其产生机理是由于阴寒内盛格阳于外，阴阳寒热格拒而成，故又称"阴盛格阳"，阴盛于内，格阳于外，形成虚阳浮越、阴极似阳的现象，其表现如身热、面色浮红、口渴、脉大等似属热证，但患者身虽热却反欲盖衣被，渴欲热饮而饮不多，面红时隐时现，浮嫩如妆，不像实热之满面通红，脉大却按之无力，同时还可见到四肢厥冷、下利清谷、小便清长、舌淡苔白等症状。所以，热象是假，阳虚寒盛才是疾病的本质。

（2）真热假寒：是内有真热而外见假寒的证候。其产生机理，是由于阳热内盛，阳气闭郁于内，不能布达于四末而形成，或者阳盛于内，拒阴于外，故也称为"阳盛格阴"，根据其阳热闭郁而致手足厥冷的特点，习惯上又把它叫作"阳厥"或"热厥"。其内热愈盛则肢冷愈严重，即所谓"热深厥亦深"。其表现如手足冷，脉沉等，似属寒证，但四肢冷而身热不恶寒反恶热，脉沉数而有力，更见烦渴喜冷饮、咽干、口臭、谵语、小便短赤、大便燥结或热痢下重、舌质红、苔黄而干等症。这种情况的手足厥冷，脉沉就是假寒的现象，而内热才是疾病的本质。

虚　实

虚实是辨别邪正盛衰的两个纲领。虚指正气不足；实指邪气盛实。虚证反映人体正气虚弱而邪气也不太盛。实证反映邪气太盛，而正气尚未虚衰，邪正相争剧烈。虚实辨证，可以掌握病者邪正盛衰的情况，为治疗提供依据，实证宜攻，虚证宜补。只有辨证准确，才能攻补适宜，免犯虚虚实实之误。

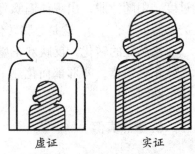

虚证　　　　实证

图 8-4

1. 虚证

虚证是对人体正气虚弱之各种临床表现的病理概括。虚证的形成，有先天不足、后天失养和疾病耗损等多种原因。

由于虚证的临床表现相当复杂，在此仅介绍一些共同的、有规律性的表现。

【临床表现】各种虚证的表现极不一致，很难全面概括，常见的有：面色淡白或萎黄，精神萎靡，身疲乏力，心悸气短，形寒肢冷，自汗，大便滑脱，小便失禁，舌淡胖嫩，脉虚沉迟，或为五心烦热，消瘦颧红，口咽干燥，盗汗潮热，舌红少苔，脉虚红数。

【证候分析】虚证病机主要表现在伤阴或伤阳两个方面。若伤阳者，以阳气虚的表现为主。由于阳失温运与固摄无权，所以多见面色淡白、形寒肢冷、神疲乏力、心悸气短、大便滑脱、小便失禁等现象。

若伤阴者，以阴精亏损的表现为主。由于阴不制阳，失去濡养、滋润的功能，故见手足心热、心烦心悸、面色萎黄或颧红、潮热盗汗现象。阳虚则阴寒盛，故舌胖嫩、脉虚沉迟；阴虚则阳偏亢，故舌红干少苔、脉细数。

2. 实证

实证是对人体感受外邪，或体内病理产物堆积而产生的各种临床表现的病理概括。实证的成因有两个方面：一是外邪侵入人体，一是脏腑功能失调以致痰饮、水湿、瘀血等病理产物停积于体内所致。

随着外邪性质的差异，致病之病理产物的不同，而有各自不同的证候表现。

由于实证的表现也是多处多样的，所以也只介绍一些共同的、一般性的问题。

【临床表现】由于病因不同，实证的表现亦极不一致，而常见的表现为：发热，腹胀痛拒按，胸闷，烦躁，甚至神昏谵语，呼吸气粗，痰涎壅盛，大便秘结，或下利，里急后重，小便不利，淋漓涩痛，脉实有力，舌质苍老，舌苔厚腻。

【证候分析】邪气过盛，正气与之抗争，阳热亢盛，故发热，实邪扰心，或蒙蔽心神，故烦躁甚则神昏谵语；邪阻于肺，则宣降失常而胸闷，喘息气粗。痰盛者尚可见痰声辘辘。

实邪积肠胃则腑气不通，大便秘结，腹胀满痛拒按。湿热下攻，可见下痢里急后重，水湿内停，气化不得，所以小便不利。湿热下注膀胱，致小便淋漓涩痛。

邪正相争，搏击于血脉，故脉盛有力。湿热蒸腾则舌苔多见厚腻。

虚证、实证的鉴别

	虚 证	实 证
病程	长（久病）	短（新病）
体质	多虚弱	多壮实
精神	萎靡	兴奋
声息	声低息微	声高气粗
疼痛	喜按	拒按
胸腹胀满	按之不痛，胀满时减	按之疼痛，胀满不减
发热	五心烦热，午后微热	蒸蒸壮热
恶寒	畏寒，得衣近火则减	恶寒，添衣加被不减
舌象	舌质嫩，苔少或无苔	质老，苔厚腻
脉象	无力	有力

3. 虚证和实证的关系

疾病是一个复杂的发展过程，由于体质、治疗、护理等诸因素的影响，虚证与实证常发生虚实错杂、虚实转化、虚实真假等证候表现。若不加以细察，容易误诊。分述如下：

（1）虚实错杂

凡虚证中夹有实证，实证中夹有虚证，以及虚实齐见的，都是虚实错杂证。例如表虚里实、表实里虚、上虚下实、上实下虚等。虚实错杂的证候，由于虚和实错杂互见，所以在治疗上便有攻补兼施法。但在攻补兼施中还要分别虚实的孰多孰少，因而用药就有轻重主次之分。虚实错杂中根据虚实的多少有实证夹虚、虚证夹实、虚实并重三种情况。

实证夹虚：此证常常发生于实证过程中正气受损的患者，亦可见于原来体虚而新感外邪的患者。它的特点是以实邪为主，正虚为次。例如《伤寒论》中的白虎加人参汤证，本来是阳明经热盛，证见壮热、口渴、汗出、脉洪大。由于热炽伤及气阴，又出现口渴、心烦，背微恶寒等气阴两伤的症状，这就是邪实夹虚。治疗以白虎攻邪为主，再加人参兼扶正气。

　　虚证夹实：此证往往见于实证深重，拖延日久，正气大伤，余邪未尽的患者；亦可见于素体大虚，复感邪气的患者。其特点是以正虚为主，实邪为次。例如春温病的肾阴亏损证，出现在温病的晚期，是邪热动烁肝肾之阴而呈现邪少虚多的证候。症见低热不退，口干，舌质干绛，此时治法宜滋阴养液，扶正为主，兼清余热。

　　虚实并重：此证见于以下两种情况：一是原为严重的实证，迁延时日，正气大伤，而实邪未减者；二是原来正气甚弱，又感受较重邪气的患者。他们的特点是正虚与邪实均十分明显，病情比较沉重。例如小儿疳积，大便泄泻，贪食不厌，苔厚浊，脉细稍弦。病起于饮食积滞，损伤脾胃，虚实并见，治应消食化积与健脾同用。

　　（2）虚实转化

　　疾病的发展过程往往是邪正斗争的过程，邪正斗争在证候上的反映，主要表现为虚实的变化。在疾病过程中，有些本来是实证，由于病邪久留，损伤正气，而转为虚证；有些由于正虚，脏腑功能失常，而致痰、食、血、水等凝结阻滞为患，成为因虚致实证。例如高热、口渴汗出、脉洪大之实热证，因治疗不当，日久不愈，可导致津气耗伤，而见肌肉消瘦、面色枯白、不欲饮食、虚羸少气、舌苔光剥、脉细无力等，证已由实转虚，又如病本心脾气虚，常见心悸、短气，久治未愈，突然心痛不止，这是气虚血滞引致心脉瘀阻之证，虚证已转变为实证，治当活血去瘀止痛。

　　（3）虚实真假

　　虚证和实证，有真假疑似之分，辨证时要从错杂的证候中，辨别真假，以去伪存真，才不致犯"虚虚实实"之戒。辨虚实之真假与虚实之错杂证绝不相同，应注意审察鉴别。

　　真实假虚：指疾病本身属实证，但又出现一些似乎是虚的现象。如热结肠胃，痰食壅滞，大积大聚之实证，却见神情沉静，身寒肢冷，脉沉伏或迟涩等症脉。若仔细辨别则可以发现，神情虽沉静，但语出则声高气粗；脉虽沉伏或迟涩，但按之有力；虽然形寒肢冷，但胸腹久按灼手。导致这类似虚之症脉其原因并不是病体虚弱，而是实邪阻滞经络，气血不能外达之故，因此称这类症脉为假象，古称之为"大实有羸状"，此时治疗仍然应专力攻邪。

真虚假实：指疾病本质属虚证，但又出现一些似乎是实的现象。如素体脾虚、运化无力，因而出现腹部胀满而痛、脉弦等症脉。若仔细辨别可以发现，腹部胀满，却有时减轻，即不似实证的常满不减；虽有腹痛，但喜按；脉虽弦，但重按则无力。导致这类似实之症脉的原因并不是实邪，而是身体虚弱的结果，故亦稳定之为假象。古人所谓"至虚有盛候"，就是指此而言，治疗应用补法。

阴　阳

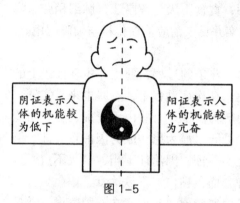

阴证表示人体的机能较为低下

阳证表示人体的机能较为亢奋

图 1-5

阴阳是八纲辨证的总纲。在诊断上，可根据临床上证候表现的病理性质，将一切疾病分为阴阳两个主要方面。阴阳，实际上是八纲的总纲，它可概括其他六个方面的内容，即表、热、实属阳；里、寒、虚属阴，故有人称八纲为"二纲六要"。

1. 阴证

凡符合"阴"的一般属性的证候，称为阴证，如里证、寒证、虚证概属阴证范围。

【临床表现】不同的疾病，所表现的阴性证候不尽相同，各有侧重，一般常见为：面色暗淡，精神萎靡，身重蜷卧，形寒肢冷，倦怠无力，语声低怯，纳差，口淡不渴，大便稀溏，小便清长。舌淡胖嫩，脉沉迟，或弱或细涩。

【证候分析】精神萎靡，乏力，声低是虚证的表现。形寒肢冷，口淡不渴，大便溏，小便清长是里寒的表现。舌淡胖嫩，脉沉迟弱细涩均为虚寒舌脉。

2. 阳证

凡符合"阳"的一般属性的证，称为阳证。如表证、热证、实证概属于阳证范围。

【临床表现】不同的疾病表现的阳性证候也不尽相同。一般常见的有：面色红赤，恶寒发热，肌肤灼热，神烦，躁动不安，语声粗浊或骂詈无常，呼吸气粗，喘促痰鸣，口干渴饮，大便秘结，奇臭，小便涩痛，短赤，舌质红绛，苔黄黑生芒刺，脉象浮数，洪大，滑实。

【证候分析】阳证是表证、热证、实证的归纳。恶寒发热并见是表证的特征。面色红赤，神烦躁动，肌肤灼热，口干渴饮为热证的表现。语声粗浊，呼吸气粗，喘促痰鸣，大便秘结等，又是实证的表现。舌质红绛，苔黄黑起刺，脉洪大数滑实均为实热之征。

阴证、阳证的鉴别

四诊	阴　　证	阳　　证
问	恶寒畏冷，喜温，食少乏味，不渴或喜热饮，小便清长或短少，大便溏泄气腥	身热，恶热，喜凉，恶食，心烦，口干渴引饮，小便短赤涩痛，大便干硬，或秘结不通，或有奇臭
望	面色苍白或暗淡，身重蹐卧，倦怠无力，精神萎靡，舌淡胖嫩，舌苔润滑	面色潮红或通红，狂躁不安，口唇燥裂，舌红绛，苔黄燥或黑而生芒刺
闻	语声低微，静而少言，呼吸怯弱，气短	语声壮厉，烦而多言，呼吸气粗，喘促痰鸣
切	腹痛喜按，肢凉，脉沉、细、迟、无力等	腹痛拒按，肌肤灼热，脉浮、洪、数、大、滑、有力等

3. 真阴不足

【临床表现】虚火时炎，面白颧赤，唇若涂丹，口燥，咽干心烦，手足心热，头晕眼花，耳鸣，腰腿酸软无力，骨蒸盗汗，发梦遗精，大便秘结，小便短少，脉细数无力，舌红干少苔。

【证候分析】病程日久，损伤阴精，累及真阴，阴不制阳，致虚火上炎，出现阴虚之症，故见面白颧赤，唇红，口燥，五心烦热，盗汗便秘，尿少，舌红干少苔，脉细数无力。同时由于病已伤及肾阴，故出现肾机能异常的症状。如肾生髓、主骨的功能失常，见头晕、眼花、腰腿酸软无力、骨蒸；耳失肾阴濡养则耳鸣如蝉，肾主生殖，虚热内扰精室，故发梦遗精。

4. 真阳不足（肾阳不足）

【临床表现】面色㿠白，形寒肢冷，唇舌色淡，口淡多涎，喘咳身肿，自汗，头眩，不欲食，腹大胫肿，大便溏薄或五更泄泻，阳痿早泄，精冷不育，或宫冷不孕，舌淡胖嫩，苔白滑，脉沉迟无力。

【证候分析】病程日久，损伤阳气，累及真阳，阳不制阴，致阴寒内盛，出现阳虚之症，故见面色㿠白，形寒肢冷，唇舌色淡，口淡多涎，自汗，不欲食，舌淡胖嫩，苔白滑，脉沉迟无力。同时由于病已伤及肾中之阳，故出现肾机能异常的症状。如肾主纳气、主水的功能失常，则喘咳身肿，腹大胫肿。肾主生殖的功能失常，则阳痿早泄，精冷不育，宫冷不孕；肾虚火衰，主二便的功能失常则五更泄泻。

5. 亡阴与亡阳

亡阴亡阳是疾病的危险证候，辨证一差，或救治稍迟，死亡立见。

亡阴与亡阳是两个性质不同的病证，亡阴的根本原因是机体内大量脱失津液，从而导致亡阴。亡阳的主要病因是阳气亡脱。因为气可随液脱，可随血脱，所以亡阳也常见于汗、吐、下太过以及大出血之后。同时，许多疾病的危笃阶段也可出现亡阳。由于阴阳是依存互根的，所以亡阴可导致亡阳，而亡阳也可以致使阴液耗损。在临床上，宜分别亡阴、亡阳之主次，及时救治。

（1）亡阴

【临床表现】身热肢暖，烦躁不安，口渴咽干，唇干舌燥，肌肤皱瘪，小便极少，舌红干，脉细数无力。通常还以大汗淋漓主亡阴的特征，其汗温、咸而稀（吐、下之亡阴，有时可无大汗出）。

【证候分析】阴液耗竭，失去濡润之功。故口渴咽干，唇干舌躁，肌肤皱瘪。津液化原告竭，故小便极少。阴虚则内热，故身热肢暖。虚热上扰则烦躁不安。舌红干，脉细数无力为津枯虚热之象。大汗淋漓多发生于原来为热病之患者，热邪逼迫则汗液外泄。也可见于治疗不当，发汗太过的患者。此时，大汗出既是亡阴之因，又是亡阴之证。

（2）亡阳

【临床表现】大汗出、汗冷、味淡微黏、身凉恶寒、四肝厥冷、蜷卧神疲，口淡不渴，或喜热饮，舌淡白润，脉微欲绝。

【证候分析】亡阳发生在各种原因所致的阳气虚弱以致亡脱的阶段。阳虚固摄无权，故腠理开而汗大出，汗冷，味淡微黏，此乃亡阳的必备症状。阳虚则寒，故身凉恶寒、四肢厥冷。人体机能活动低下，则见蜷卧神疲。口淡，舌淡白，脉微欲绝，均为阳微虚寒之征。

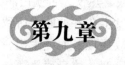

病因辨证施治

辨证，就是分析、辨认疾病的证候。中医学中的"症""证""病"的概念是不同的，但三者之间又有着密切联系。所谓"症"，是指疾病的单个症状，以及舌象、脉象等体征。如发热、畏寒、口苦、胸闷、便溏、苔黄、脉弦等。"证"，是指证候，即疾病发展过程中，某一阶段所出现若干症状的概括。例如，感冒患者有风寒证、风热证的不同，所谓"风寒证"是以患者出现恶寒发热、无汗、头身疼痛、舌苔薄白、脉浮紧，或鼻塞流清涕、咳嗽等症状的概括。它表示疾病在这一阶段的病因是感受风寒之邪，病位在表，病性属寒，邪正力量的对比处于邪盛正未衰的局面等。由此可见，症是疾病的现象，证则反映疾病的本质，病是对疾病全过程特点与规律的概括。辨证是以脏腑、经络、病因、病机等基本理论为依据，通过对望、闻、问、切所获得的一系列症状，进行综合分析，辨明其病变部位、性质和邪正盛衰，从而做出诊断的过程。而临床上根据疾病的主要表现和特征，来确定疾病名的过程，则称为辨病。

综上所述，"病"与"证"的确定，都是以症状为依据的。一病可以出现多证，一证可见于多病之中。因此，临床上必须辨证与方法辨病相结合，才能使诊断更加全面，准确。

历代医家通过长期临床实践，逐渐发展形成了病因辨证、气血津液辨证、经络辨证、脏腑辨证、六经辨证、卫气营血辨证、三焦辨证等理论。这些辨证方法，虽有各自的特点和侧重，但在临床应用中是可以相互联系、互相补充的。其中病因辨证是着重从病因角度去辨别证候，是外感病辨证的基础。脏腑辨证主要应用于杂病，是各种辨证的基础。六经、卫气营血和三焦辨证，主要是运用于外感热病。经络辨证与气血津液辨证，是与脏腑辨证密切相关、相互补充的一种辨证方法。

病因辨证是以中医病因理论为依据，通过对临床资料的分析，识别疾病属于何种因素所致的一种辨证方法。

病因辨证的主要内容，概括起来可分为六淫疫疬、七情、饮食劳逸以及外伤四个方面，其中六淫、疫疬属外感性病因，为人体感受自然界的致病因素而患病。七情为内伤性病因，常使气机失调而致病。饮食劳逸则是通过影响脏腑功能，使人生病。外伤属于人体受到外力损害出现的病变。

六淫包括风、寒、暑、湿、燥、火六种外来的致病邪气。六淫的致病特点：一是与季节和居住环境有关，如夏季炎热，患暑病的人多；久居潮湿之地，易感受湿邪。二是六淫属外邪，多经口鼻、皮毛侵入人体，病初常见表证。三是六淫常相合致病，而在疾病发展过程中，又常常相互影响或转化。

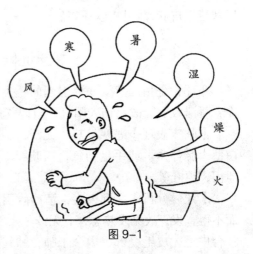

图 9-1

疫疬为自然界一种特殊的病邪，其致病具有传染性强，并迅速蔓延流行的特点。

风淫证候

风证，是指因感受风邪而引起的一类病证。因风为百病之长，其性轻扬开泄，善行数变，故具有发病急、消退快、游走不定的特点。

【临床表现】发热恶风，头痛，汗出，咳嗽，鼻塞流涕。苔薄白，脉浮缓，或肢体颜面麻木不仁，口眼歪斜，或颈项强直，四肢抽搐，或皮肤瘙痒。

【证候分析】风邪袭表，伤人卫气，使腠理开合失常，故见发热恶风、头痛、汗出。风邪犯肺，肝气失宣，故见咳嗽、鼻塞流涕。脉浮缓、苔薄白，为风邪犯卫之证候。风邪侵袭经络，经气阻滞不通则见麻木，口眼歪斜，强直，抽搐。风邪搏于皮肤，故见皮肤瘙痒。

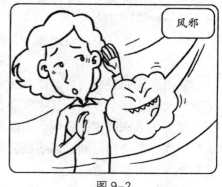

图 9-2

寒淫证候

寒证，是指因感受寒邪引起的一类病证。因寒为阴邪，其性清冷，凝滞收引，故易伤人阳气，阻碍气血运行。

【临床表现】恶寒发热，无汗，头痛，身痛，喘咳，鼻塞，苔白薄，脉浮紧。或手足拘急，四肢厥冷，脉微欲绝；或腹痛肠鸣，泄泻，呕吐等。

【证候分析】寒邪束表，清冷收引，腠理闭塞，卫阳之气被遏而不得宣发，故见发热恶寒，无汗；寒邪郁于经脉，则头痛，身痛；肺合皮毛，皮毛受邪，内舍于肺，肺气先宣降，故喘咳，鼻塞；脉浮紧，苔薄白，乃寒袭于表的征象。若寒邪郁结于经脉、阳气损伤，壅遏气机，则手足拘急；寒邪凝结，阳气不达四肢，则四肢厥冷；寒凝，气失温煦，筋脉收缩，而脉微欲绝。若寒中于里，损及脾胃之阳，升降失常，运化不利，则见腹痛，肠鸣，呕吐，泄泻。

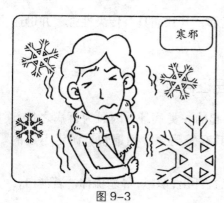

图 9-3

暑淫证候

暑证，是指夏季感受暑邪所致的一类病证。因暑性炎热升散，故为病必见热象，最易耗气伤津，且暑多挟湿，常与湿邪相混成病。

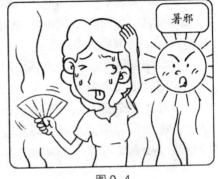

图 9-4

【临床表现】伤暑，感热，汗出，口渴，疲乏，尿黄，舌红，苔白或黄，脉象虚数。中暑，发热，猝然昏倒，汗出不止，口渴，气急，甚或昏迷惊厥，舌绛干燥，脉濡数。

【证候分析】伤暑，为感受暑、湿之邪，汗出过多，耗伤津气所致。暑性炎热，蒸腾津液，则恶热，汗多而口渴，尿黄；暑病汗多，气随汗泄，故疲乏而脉虚数；暑挟湿邪，湿泛上焦，故苔白或黄。至于中暑，则是人在夏令烈日之下劳动过久，暑热炎蒸，上扰清窍，内灼神明，因而猝然昏倒。暑热之热，灼气伤津，故发热，口渴，汗出，气急；暑热扶湿，蒙蔽清窍，内陷心色，则神昏；暑热伤津耗气，肝风内动，阳气不达四肢，则惊厥；暑热炽甚，营阴受灼，舌绛干燥，脉濡数。

湿淫证候

湿证，是指感受湿邪所致的一类病证。因湿性重着，黏滞，易阻碍气机，损伤阳气，故其病变常缠绵留着，不易速去。

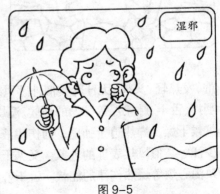

图 9-5

【临床表现】伤湿，则头胀而痛，胸前作闷，口不作渴，身重而痛，发热体倦，小便清长，舌苔白滑，脉濡或缓。冒湿，则首如裹，遍体不舒，四肢懈怠，脉来濡弱，湿伤关节，则关节酸痛重着，屈伸不利。

【证候分析】伤湿，是湿邪犯表，发于多雨季节，外感病初期，亦称表湿证。湿性重着黏滞，阻碍气机，清阳失宣，故见头胀而痛，胸前作闷，体倦，身重而痛等症状。湿邪与卫气相争，故发热，汗出而热不退。湿为阴邪，不伤津液，故口不渴。小便清长，舌苔白滑，脉濡或缓，是湿邪为患之征。

冒湿则是冒犯雾露，或感受湿邪，阳气被遏所致，湿在头部，清阳被困，则头重如裹。

湿邪弥漫全身，阳气不得敷布，则遍体不舒。四肢懈怠，脉来濡弱，亦为湿邪困遏之征。湿邪侵入关节，气血不畅，故酸痛。湿性重滞，故感受重着，临床称之为"着痹"。

燥淫证候

燥证，是指感受燥邪所致的一类病证。燥性干燥，容易伤津液，临床有凉燥与温燥之分。

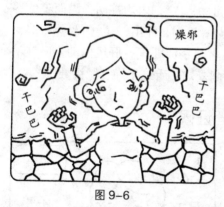

图9-6

【临床表现】凉燥，恶寒重，发热轻，头痛，无汗，咳嗽，喉痒，鼻塞，舌白而干，脉象浮，温燥，身热，微恶风寒，头痛少汗，口渴心烦，干咳痰少，甚或痰中带血，皮肤及鼻咽干燥，舌干苔黄，脉象浮数。

【证候分析】凉燥多因深秋气候转凉，燥邪与寒邪合而致病。燥寒袭于肺卫，故见恶寒重、发热轻、头痛、无汗等类似外感风寒表证的现象，又见咳嗽、鼻塞、咽痒、舌干、脉象浮等肺燥的证候。温燥则是秋初气候尚热，炎暑未消，气候干燥，燥热迫于肺里，灼伤津液，故见发热、微恶风寒、头痛、少汗等类似风热表证的现象，又见干咳、痰黏量少、皮肤及咽干燥、口渴心烦等燥热伤津的症状。舌干苔黄，脉浮而数，均为燥热之证。

火淫证候

火证，是指广义火热病邪所致的一类病证。因火热之邪，其性燔灼急迫，为病常见全身或局部有显著热象，容易耗伤阴津，使筋脉失于滋润而动风，亦可迫血妄行而出血。

【临床表现】壮热，口渴，面红目赤，心烦，汗出，或烦躁谵妄，衄血，吐血，斑疹，或躁乱发狂，或见痈脓，舌质红绛，脉象洪数或细数。

【证候分析】火热之邪侵入气分，则见壮热、口渴、面红目赤、脉洪数。若邪气在气分不解，进入营血，耗血动血，逼血妄行，则吐血、衄血、发斑、

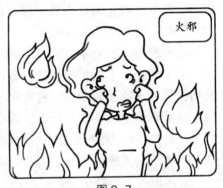

火邪

图 9-7

发疹。火热壅盛，心肝受灼，则躁扰发狂。火毒壅于血肉之间，积聚不散，则肉腐血败而见痈脓。舌红绛，脉数，是火热深入营血之证候。

疫疠证候

疫疠又名温病，是指由感染瘟疫病毒而引起的传染性病证。疫疠致病的一个特点是有一定的传染源和传染途径。其传染源有二：一是自然环境，即通过空气传染；二是人与人互相传染，即通过接触传染，其传染途径是通过呼吸道与消化道。疫疠致病的另一特点是传染性强，死亡率高。

【临床表现】病初恶寒发热俱重，继之壮热，头身疼痛，面红或垢滞，口渴引饮，汗出，烦躁，甚则神昏谵语，四肢抽搐，舌红绛，苔黄厚干燥或苔白如积粉，脉数有力。

兼有头面、颈部红肿疼痛，咽喉剧痛，为大头瘟。

兼有发热，咽喉红肿糜烂疼痛，全身遍布猩红色皮疹，为烂喉痧。

兼有咽喉肿痛，覆盖白膜，咳声嘶哑，状如犬吠，吞咽、呼吸困难，为疫喉。

若病初恶寒发热，继而阵阵痉咳不止，咳剧则面色青紫，涕泪俱出，呕吐，咳止时伴有鹭鸶样叫声，多见于小儿，为疫咳，又称为"顿咳""顿呛""百日咳"。

兼有腹痛，下痢赤白脓血，里急后重，时时欲泻，为疫毒痢。

【证候分析】疫疠之邪从口鼻而入，或内伏膜原，表里分传，故病初即见恶寒发热俱重，疫毒迅速弥漫三焦，则致壮热，头身疼痛。瘟疫疠邪上攻，则见面红，舌红绛。若湿浊疫邪上蒸于舌面，可致苔白如积粉，面色垢滞。热盛迫津外泄，故汗出量多。热扰神明，则见烦躁，重者神昏谵语。热极生风，筋脉拘急，可见四肢抽搐。

若风温毒邪壅滞于少阳胆经，致使气血壅滞于局部，而见头面、颈部红肿疼痛，咽喉剧痛。

若疫毒壅滞于肺胃，上攻咽喉，则咽喉红肿糜烂，舌体鲜红；外泄于肌肤，全身遍布猩红色皮疹。

若燥火疫毒从口鼻而入，毒聚咽喉不散，则咽喉肿痛；覆生白膜，拭之不去；若白膜覆盖，阻滞气道，致咳声嘶哑，状如犬吠，吞咽、呼吸困难。

若内有伏痰，又感疫疠之邪，疫毒与痰互结，深伏于肺，致肺失清肃，肺气上逆，而见阵发性痉咳不止。咳剧则气机逆乱，可出现面色青紫、涕泪俱出、呕吐等症。若饮食不洁，湿热疫毒侵袭胃肠，阻滞气机，灼伤气血，致腹痛，时时欲泻，里急后重，下痢赤白脓血。

七情证候

七情，即喜、怒、忧、思、悲、恐、惊七种情志活动。当精神刺激超越了患者自身的调节能力时，便可发生疾病。七情证候均见于内伤杂病。

情志致病有三个特点：一是由耳目所闻，直接影响脏腑气机，致脏腑功能紊乱，气血不和，阴阳失调。如怒则气上，恐则气下，惊则气乱，悲则气消，思则气结，喜则气缓。二是与个人性格、生活环境有关。如性格急躁者，易被怒伤；而性格孤僻者，常被忧思所伤。三是不同的情志变化，所影响的内脏也不同。如喜伤心、怒伤肝、思伤脾、悲伤肺、恐伤肾。

临床实践证明，情志所伤能够影响内脏的功能，这是肯定的。至于具体伤哪一内脏，引起何种气机变化，并不一定像上面所说的那样机械。只有详细审察病情，才能做出更为准确的诊断。

【临床表现】喜伤，可见精神恍惚，思维不集中，甚则神志错乱，语无伦次，哭笑无常，举止异常，脉缓；怒伤，则见头晕或胀痛，面红目赤，口苦，胸闷，善叹息，急躁易怒，两胁胀满或窜痛，或呃逆，呕吐，腹胀，泄泻，甚则呕血，昏厥，脉弦；思伤，可见头晕目眩，健忘心悸，倦怠，失眠多梦，食少，消瘦，腹胀便溏，舌淡，脉缓；忧伤，则情志抑郁，闷闷不乐，神疲乏力，食欲不振，脉涩；悲伤，见面色惨淡，时时吁叹饮泣，精神萎靡不振，脉弱；恐伤，少腹胀满，遗精，滑精，二便失禁；惊伤，则情绪不安，表情惶恐，心悸失眠，甚至神志错乱，语言举止失常。

【证候分析】喜为心之志，过喜，可使心气涣散，神不守合，而见精神恍惚，思维不集中，重者神明失主，致神志错乱，语无伦次，举止异常。

怒为肝之志，怒则气上，大怒可致肝失疏泄，气机不畅，而致两胁胀痛，胸闷，善叹息，或见急躁易怒。肝气横逆，克犯脾胃，胃失和降则致呃逆、呕吐，脾气不升则见腹胀泄泻。

肝气上逆，血随气升，气血并走于上，故致头晕，头痛，面红目赤，甚至气血蒙蔽清窍，而突然昏厥，血随气妄行，则见呕血。

思发于脾而成于心，思虑太过，可使脾气耗伤，心血亏虚。脾气虚则运化失健，则见食少，腹胀便溏。心血不足以养心，致心悸，失眠多梦。形体不得气血濡养，则清瘦，倦怠，头晕目眩，健忘，舌淡脉缓。

忧愁日久不解，耗伤脏腑之气，故见神疲乏力，食欲不振。过度悲哀，则使气消，故见面色惨淡，时时吁叹饮泣，精神萎靡不振。

恐则气下,极度恐骇,可使肾之精气下劫,肾气不固,则遗精、滑精,二便失禁,下焦气机不畅,而见少腹胀满。惊则气机逆乱,心神不能安藏,则情绪不安,表情惶恐,心悸失眠,重者神志错乱,语言举止失常。

七情证候表现在阴阳气血的变化

过喜	伤心	可见心神不安,或语无伦次、举止失常
过怒	伤肝	肝气逆而血乱,甚则血菀于上而神昏暴厥
过忧	伤肺	忧愁者气闭塞而不行、闷闷不乐,久之伤及于脾,则食欲不佳,神疲乏力
过思	伤脾	心脾受伤则见怔忡、健忘、失眠、消瘦
过悲	伤肺	肺主气,肺伤则气消,而见面色惨淡,神气不足
过恐	伤肾	致肾气亏虚,故表现为怵惕不安及恐如人将捕之
过惊	气乱	内动心神,神气被扰,则情绪不宁,甚或神志错乱

饮食所伤证

饮食所伤证,是指饮食不节而致脾、胃、肠功能紊乱的一类病证。

【临床表现】饮食伤在胃,则胃痛,恶闻食臭,食纳不佳,胸膈痞满,吞酸嗳腐,舌苔厚腻,脉滑有力。饮食伤在肠,则见腹痛泄泻,若误食毒品,则恶心呕吐,或吐泻交作,腹痛如绞,或见头痛、痉挛、昏迷等。

【证候分析】饮食过量,超过了脾胃的运化功能,致食物不能及时腐熟运化,胃气不降,浊气不得下行,则见恶闻食臭、食纳不佳、胸膈痞满、吞酸嗳腐等症状。饮食伤在胃,气滞不通,故胃痛。饮食伤在肠,影响小肠受承和大肠传导的功能,气机不利,则见腹痛、泄泻。误食毒品,骤伤胃肠,气机缭乱,则吐泻交作,甚至出现头痛、痉挛、昏迷等严重中毒的症状。

劳逸所伤证

劳逸所伤证，是指因体力或脑力过度劳累，或过度安逸所引起的一类病证。

【临床表现】过劳，则倦怠乏力，嗜卧，懒言，食欲减退。过逸，则体胖行动不便，动则喘喝，心悸短气，肢软无力。

【证候分析】过劳则消耗，致元气损伤而见倦怠无力、嗜卧、懒言、饮食减退。过逸，则气血运行不畅，脂肪蓄积，身体肥胖，加之肥人多痰，痰湿内阻，故动则心悸短气、喘咳等。

房事所伤证

房事所伤证，是指性生活过度，或早婚，产育过多，导致肾亏而表现为生殖系统疾患的病证。

【临床表现】头晕耳鸣，腰膝酸软，形体消瘦。男子遗精，早泄，阳痿；女子梦交，宫寒不孕，经少经闭，带下清稀、量多。

【证候分析】肾精亏虚，不能滋养形体则消瘦，腰膝酸软。肾精受伤，无以生髓，脑髓不充，元神失养，故头晕耳鸣。肾主生殖，阳虚火衰，故男子阳痿、早泄，女子宫寒不孕、经少经闭。肾虚则带脉不束，故带下清稀、量多。阴虚不能制阳，虚火内生，扰动精室，故男子遗精，女子梦交。

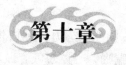

第十章

气血津液辨证施治

气血津液辨证，是运用脏腑学说中气血津液的理论，分析气、血、津液所反映的各科病证的一种辨证诊病方法。

由于气血津液都是脏腑功能活动的物质基础，而它们的生成及运行又有赖于脏腑的功能活动。因此，在病理上，脏腑发生病变，可以影响到气血津液的变化；而气血津液的病变，也必然要影响到脏腑的功能。所以，气血津液的病变，是与脏腑密切相关的。气血津液辨证应与脏腑辨证互相参照。

气病辨证

气的病证很多。《素问·举痛论》说："百病生于气也。"指出了气病的广泛性。但气病临床常见的证候，可概括为气虚、气陷、气滞、气逆四种。

1. 气虚证

气虚证，是指脏腑组织机能减退所表现的证候，常由久病体虚、劳累过度、年老体弱等因素引起。

【临床表现】少气懒言，神疲乏力，头晕目眩，自汗，活动时诸证加剧，舌淡苔白，脉虚无力。

【证候分析】本证以全身机能活动低下的表现为辨证要点。人体脏腑组织功能活动的强弱与气的盛衰有密切关系，气盛则机能旺盛，气衰则机能活动减退。由于元气亏虚，脏腑组织机能减退，所以气少懒言，神疲乏力；气虚清阳不升，不能温养头目，则头晕目眩；气虚毛窍疏松，外卫不固则自汗；劳则耗气，故活动时诸症加剧；气虚无力鼓动血脉，血不上营于舌，而见舌淡苔白；运血无力，故脉象按之无力。

2. 气陷证

气陷证，是指气虚无力升举而反下陷的证候。多见于气虚证的进一步发展，或劳累用力过度，损伤某一脏器所致。

【临床表现】头晕目花，少气倦怠，久痢久泄，腹部有坠胀感，脱肛或子宫脱垂等。舌淡苔白，脉弱。

【证候分析】本证以内脏下垂为主要诊断依据。气虚机能衰退，故少气倦怠。清阳之气不能升举，所以头晕目花。脾气不健，清阳下陷，则久痢久泄。气陷于下，以致诸脏器失其升举之力，故见腹部坠胀、脱肛、子宫或胃等内脏下垂等证候。气虚血不足，则舌淡苔白，脉弱。

3. 气滞证

气滞证，是指人体某一脏腑，某一部位气机阻滞，运行不畅所表现的证候。多由情志不舒，或邪气内阻，或阳气虚弱，温运无力等因素导致气机阻滞而成。

【临床表现】胀闷，疼痛，攻窜阵发。

【证候分析】本证以胀闷，疼痛为辨证要点。气机以畅顺为贵，一有郁滞，轻则胀闷，重则疼痛，而常攻窜发作，无论郁于脏腑、经络、肌肉、关节，都能反映这一特点。同时由于引起气滞的原因不同，因而胀、痛出现的部位、状态也各有不同。如食积滞阻则脘腹胀闷疼痛；若肝气郁滞则胁肋窜痛；而气滞于经络、肌肉，又必然与经络、肌肉部位有关。所以，辨气滞证候尚须与辨因、辨位相结合。

4. 气逆证

气逆证，是指气机升降失常，逆而向上所引起的证候。临床以肺胃之气上逆和肝气升发太过的病变为多见。

【临床表现】肺气上逆，则见咳嗽喘息；胃气上逆，则见呃逆、嗳气、恶心、呕吐；肝气上逆，则见头痛、眩晕、昏厥、呕血等。

【证候分析】本证以气机逆而向上为辨证要点。肺气上逆，多因感受外邪或痰浊壅滞，使肺气不得宣发肃降，上逆而发喘咳。胃气上逆，可由寒饮、痰浊、食积等停留于胃，阻滞气机，或外邪犯胃，使胃失和降，上逆而为呃逆、嗳气、恶心、呕吐。肝气上逆，多因郁怒伤肝，肝气升发太过，气火上逆而见头痛、眩晕、昏厥；血随气逆而上涌，可致呕血。

血病辨证

血的病证表现很多，因病因不同而有寒热虚实之别，其临床表现可概括为血虚、血瘀、血热、血寒四种证候。

1. 血虚证

血虚证，是指血液亏虚，脏腑百脉失养，表现出全身虚弱的证候。血虚证的形成，或因禀赋不足；或脾胃虚弱，生化乏源；或各种急慢性出血；或久病不愈；或思虑过度，暗耗阴血；或瘀血阻络，新血不生；或因患肠寄生虫病而致。

【临床表现】面白无华或萎黄，唇色淡白，爪甲苍白，头晕眼花，心悸失眠，手足发麻，妇女经血量少色淡，经期错后或闭经，舌淡苔白，脉细无力。

【证候分析】本证以面色、口唇、爪甲失其血色及全身虚弱为辨证要点。人体脏腑组织，赖血液之濡养，血盛则肌肤红润，体壮身强，血虚则肌肤失养，面唇、爪甲、舌体皆呈淡白色。

血虚脑髓失养，睛目失滋，所以头晕眼花。心主血脉而藏神，血虚致心失所养则心悸，神失滋养而失眠。经络失滋致手足发麻，脉道失充则脉细无力。女子以血为用，血液充盈，月经按期而至，血液不足，经血乏源，故经量减少，经色变淡，经期迁延，甚则闭经。

2. 血瘀证

血瘀证，是指因瘀血内阻所引起的一些证候。形成血瘀证的原因有：寒邪凝滞，以致血液瘀阻，或由气滞而引起血瘀；或因气虚推动无力，血液瘀滞；或因外伤及其他原因造成血液流溢脉外，不能及时排出和消散所形成。

【临床表现】疼痛和针刺刀割，痛有定处，拒按，常在夜间加剧。肿块在体表者，色呈青紫；在腹内者，紧硬按之不移，称为癥积。出血反复不止，色泽紫暗，中挟血块，或大便色黑如柏油。面色黧黑，肌肤甲错，口唇爪甲紫暗，或皮下紫斑，或肤表丝状如缕，或腹部青筋外露，或下肢筋青胀痛等。妇女常见经闭。舌质紫暗，或见瘀斑瘀点，脉象细涩。

【证候分析】本证以痛如针刺，痛有定处，拒按，肿块，唇舌爪甲紫暗，脉涩等为辨证要点。由于瘀血阻塞经脉，不通则痛，故疼痛是瘀血证候中最突出的一个症状。瘀血为有形之邪，阻碍气机运行，故疼痛剧烈如针刺，部位固定不移。由于夜间血行较缓，瘀阻加重，故夜间痛甚。积瘀不散而凝结，则可形成肿块，故外见肿块色青紫，内部肿块触之坚硬不消。

出血是由于瘀血阻塞络脉，阻碍气血运行，致血涌络破，不循经而外溢，由于所出之血停聚不得，故色呈紫暗，或已凝结而为血块。瘀血内阻，气血运行不利，肌肤失养，则见面色黧黑，肌肤甲错，口唇、舌体、指甲青紫色暗等体征。瘀血内阻，冲任不通，则为经闭。丝状红缕、青筋显露、脉细涩等，皆为瘀阻脉络，血行受阻之象。舌体紫暗，脉象细涩，则为瘀血之症。

3. 血热证

血热证，是指脏腑火热炽盛，热迫血分所表现的证候。本证多因烦劳，嗜酒，恼怒伤肝，房事过度等因素引起。

【临床表现】咳血、吐血、尿血、衄血、便血，妇女月经先期、量多，血热、心烦、口渴、舌红绛，脉滑数。

【证候分析】本证以出血和全身热象为辨证要点。血热逼血妄行，血络受伤，故表现为各种出血及妇女月经过多等。火热炽盛，灼伤津液，故身热、口渴。火热扰心神则心烦。热迫血行，壅于脉络则舌红绛，脉滑数。血分火热炽盛，有内伤外感之别。此处所指血热主要为内伤杂病。在外感热病辨证中,有热入血分的"血分证"亦是指血热。但于此处所指的血热在概念上完全不同。外感热病之血热,详见"卫气营血辨证"。

4.血寒证

血寒证,是指局部脉络寒凝气滞,血行不畅所表现的证候,常由感受寒邪引起。

【临床表现】手足或少腹冷痛,肤色紫暗发凉,喜暖恶寒,得温痛减,妇女月经愆期,痛经,经色紫暗,挟有血块,舌紫暗,苔白,脉沉迟涩。

【证候分析】本证以手足局部疼痛,肤色紫暗为辨证要点。寒为阴邪,其性凝敛,寒邪客于血脉,则使气机凝滞。血行不畅,故见手足或少腹冷痛。血得温则行,得寒则凝,所以喜暖怕冷,得温痛减。寒凝胞宫,经血受阻,故妇女经期推迟,色暗有块。舌紫暗,脉沉迟涩,皆为寒邪阻滞血脉,气血运行不畅之征。

气血同病辨证

气血同病辨证,是用于既有气的病证,同时又兼见血的病证的一种辨证方法。

气和血具有相互依存,相互滋生,相互为用的密切关系,因而在发生病变时,气血常可相互影响,既见气病,又见血病,即为气血同病。气血同病常见的证候,有气滞血瘀、气虚血瘀、气血两虚、气不摄血、气随血脱等。

1.气滞血瘀证

气滞血瘀证,是指由于气滞不行以致血运障碍,而出现既有气滞又有血瘀的证候。多由情志不遂,或外邪侵袭,导致肝气久郁不解所引起。

【临床表现】胸胁胀满走窜疼痛,性情急躁,并兼见痞块刺痛拒按,妇女经闭或痛经,经色紫暗挟有血块,乳房痛胀等症,舌质紫暗或有紫斑，脉弦涩。

【证候分析】本证以病程较长和肝脏经脉部位的疼痛痞块为辨证要点。肝主疏泄而藏血，具有条达气机，调节情志的功能。情志不遂，则肝气郁滞，疏泄失职，故见性情急躁，胸胁胀满走窜疼痛。气为血帅，气滞则血凝，故见痞块疼痛拒按，以及妇女闭经痛经，经色紫暗有块，乳房胀痛等症。脉弦涩，为气滞血瘀之征。

2. 气虚血瘀证

气虚血瘀证，是指既有气虚之象，同时又兼有血瘀的证候，多因久病气虚，运血无力而逐渐形成瘀血内停所致。

【临床表现】面色淡白或晦滞，身倦乏力，少气懒言，疼痛如刺，常见于胸胁，痛处不移，拒按，舌淡暗或有紫斑，脉沉涩。

【证候分析】本证虚中夹实，以气虚和血瘀的证候表现为辨证要点。面色淡白，身倦乏力，少气懒言，为气虚之症。气虚运血无力，血行缓慢，终致瘀阻络脉，故面色晦滞。血行瘀阻，不通则痛，故疼痛如刺，拒按不移。临床以心肝病变为多见，故疼痛出现在胸胁部位。气虚舌淡，血瘀紫暗，沉脉主里，涩脉主瘀，是为气虚血瘀证的常见舌脉。

3. 气血两虚证

气血两虚证，是指气虚与血虚同时存在的证候。多由久病不愈，气虚不能生血，或血虚无以化气所致。

【临床表现】头晕目眩，少气懒言，乏力自汗，面色淡白或萎黄，心悸失眠，舌淡而嫩，脉细弱等。

【证候分析】本证以气虚与血虚的证候共见为辨证要点。少气懒言，乏力自汗，为脾肺气虚之象；心悸失眠，为血不养心所致。血虚不能充盈脉络，见唇甲淡白，脉细弱。气血两虚不得上荣于面、舌，则见面色淡白或萎黄，舌淡嫩。

4. 气不摄血证

气不摄血证，又称气虚失血证，是指因气虚而不能统血，气虚与失血并见的证候。多因久病气虚，失其摄血之功所致。

【临床表现】吐血，便血，皮下瘀斑，崩漏，气短，倦怠乏力，面色白而无华，舌淡，脉细弱等。

【证候分析】本证以出血和气虚证共见为辨证要点。气虚则统摄无权，以致血液离经外溢，溢于胃肠，便为吐血、便血；溢于肌肤，则见皮下瘀斑。脾虚统摄无权，冲任不固，渐成月经过多或崩漏。气虚则气短，倦怠乏力，血虚则面白无华。舌淡，脉细弱，皆为气血不足之证。

5. 气随血脱证

气随血脱证，是指大出血时所引起阳气虚脱的证候。多由肝、胃、肺等脏器本有宿疾而脉道突然破裂，或外伤，或妇女崩中、分娩等引起。

【临床表现】大出血时突然面色苍白，四肢厥冷，大汗淋漓，甚至晕厥。舌淡，脉微细欲绝，或浮大而散。

【证候分析】本证以大量出血时，随即出现气脱之症为辨证要点。气脱阳亡，不能上荣于面，则面色苍白；不能温煦四肢，则手足厥冷；不能温固肌表，则大汗淋漓；神随气散，神无所主，则为晕厥。血失气脱，正气大伤，舌体失养，则色淡，脉道失充而微细欲绝，阳气浮越外亡，脉见浮大而散，证情更为险恶。

津液病辨证

津液病辨证，是分析津液病证的辨证方法。津液病证，一般可概括为津液不足和水液停聚两个方面。

1. 津液不足证

津液不足证，是指由于津液亏少，失去其濡润滋养作用所出现的以燥化为特征的证候。多由燥热灼伤津液，或因汗、吐、下及失血等所致。

【临床表现】口渴咽干，唇燥而裂，皮肤干枯无泽，小便短少，大便干结，舌红少津，脉细数。

【证候分析】本证以皮肤、口唇、舌咽干燥及尿少便干为辨证要点。由于津亏使皮肤、口唇、咽喉失去濡润滋养，故呈干燥不荣之象。津伤则尿液化源不足，故小便短少；大肠失其濡润，故见大便秘结。舌红少津，脉细数，皆为津亏内热之象。

2. 水液停聚证

水液停聚证，是指水液输布、排泄失常所引起的痰饮水肿等病证。凡外感六淫，内伤脏腑皆可导致本证发生。

（1）水肿

水肿，是指体内水液停聚，泛滥肌肤所引起的面目、四肢、胸腹甚至全身浮肿的病证。临床将水肿分为阳水、阴水两大类。

①阳水：发病较急，水肿性质属实者，称为阳水。多为外感风邪，或水湿浸淫等因素引起。

【临床表现】眼睑先肿，继而头面，甚至遍及全身，小便短少，来势迅速。皮肤薄而光亮，并兼有恶寒发热，无汗，舌苔薄白，脉象浮紧。或兼见咽喉肿痛，舌红，脉象浮数。或全身水肿，来势较缓，按之没指，肢体沉重而困倦，小便短少，脘闷纳呆，呕恶欲吐，舌苔白腻，脉沉。

【证候分析】本证以发病急，来势猛，先见眼睑头面，上半身肿甚者为辨证要点。风邪侵袭，肺卫受病，宣降失常，通调失职，以致风遏水阻，风水相搏，泛溢于肌肤而成水肿。

风为阳邪，上先受之，风水相搏，故水肿起于眼睑头面，继而遍及肢体。若伴见恶寒，发热，无汗，苔薄白，脉浮紧，为风水偏寒之征；如兼有咽喉肿痛，舌红，脉浮数，是风水偏热之象。若由水湿浸渍，脾阳受困，运化失常，水泛肌肤，塞阻不行，则渐致全身水肿。水湿内停，三焦决渎失常，膀胱气化失司，故见小便短少。水湿日甚而无出路，泛溢肌肤，所以肿势日增，按之没指，诸如身重困倦，脘闷纳呆，泛恶欲呕，舌苔白腻，脉象沉缓等，皆为湿盛困脾之象。

②阴水：发病较缓，水肿性质属虚者，称为阴水。多因劳倦内伤、

脾肾阳衰，正气虚弱等因素引起。

【临床表现】身肿，腰以下为甚，按之凹陷不易恢复，脘闷腹胀，纳呆食少，大便溏稀，面色㿠白，神疲肢倦，小便短少，舌淡，苔白滑，脉沉缓。或水肿日益加剧，小便不利，腰膝冷痛，四肢不温，畏寒神疲，面色白，舌淡胖，苔白滑，脉沉迟无力。

【证候分析】本证以发病较缓，足部先肿，腰以下肿甚，按之凹陷不起为辨证要点。由于脾主运化水湿，肾主水，所以脾虚或肾虚，均能导致水液代谢障碍，下焦水湿泛滥而为阴水。阴盛于下，故水肿起于足部，并以腰以下为甚，按之凹陷不起，脾虚及胃，中焦运化无力，故见脘闷纳呆，腹胀便溏；脾主四肢，脾虚水湿内渍，则神疲肢困。腰为肾之府，肾虚水气内盛，故腰膝冷痛。肾阳不足，命门火衰，不能温养肢体，故四肢厥冷，畏寒神疲。阳虚不能温煦于上，故见面色㿠白。舌淡胖，苔白滑，脉沉迟无力。为脾肾阳虚，寒水内盛之象。

（2）痰饮

痰和饮是由于脏腑功能失调以致水液停滞所产生的病证。

①痰证：痰证是指水液凝结，质地稠厚，停聚于脏腑、经络、组织之间而引起的病证。常由外感六淫，内伤七情，导致脏腑功能失调而产生。

【临床表现】咳嗽咯痰，痰质黏稠，胸脘满闷，纳呆呕恶，头晕目眩，或神昏癫狂，喉中痰鸣，或肢体麻木，见瘰疬、瘿瘤、乳癖、痰核等，舌苔白腻，脉滑。

【证候分析】本证临床表现多端，所以古人有"诸般怪证皆属于痰"之说。在辨证上除掌握不同病变部位反应的特有症状外，一般可结合下列表现作为判断依据：吐痰或呕吐痰涎，或神昏时喉中痰鸣，或肢体麻木，或见痰核，苔腻，脉滑等。

痰阻于肺，宣降失常，肺气上逆，则咳嗽咯痰。痰湿中阻，气机不畅，则见脘闷，纳呆呕恶等。痰浊蒙蔽清窍，清阳不升，则头晕目眩。痰迷心神，则见神昏，甚或发为癫狂，痰停经络，气血运行不利，可见肢体麻木。停聚于局部，则可见瘰疬、瘿瘤、乳癖、痰核等。

苔白腻，脉滑，皆痰湿之征。

②饮证：饮证是指水饮质地清稀，停滞于脏腑组织之间所表现出的病证。多由脏腑机能衰退等原因引起。

【临床表现】咳嗽气喘，痰多而稀，胸闷心悸，甚或倚息不能半卧，或脘腹痞胀，水声漉漉，泛吐清水，或头晕目眩，小便不利，肢体浮肿，沉重酸困，苔白滑，脉弦。

【证候分析】本证主要以饮停心肺、胃肠、胸胁、四肢的病变为主。饮停于肺，肺气上逆则见咳嗽气喘，胸闷或倚息，不能半卧。水饮凌心，心阳受阻则见心悸。饮停胃肠，气机不畅，则脘腹痞胀，水声漉漉。胃气上逆，则泛吐清水。水饮留滞于四肢肌肤，则肢体浮肿，沉重酸困，小便不利。饮阻清阳，则头晕目眩。饮为阴邪，故苔见白滑。饮阻气机，则脉弦。

第十一章

脏腑辨证施治

脏腑辨证，是根据脏腑的生理功能与病理表现，对疾病证候进行归纳，借以推究病机，判断病变的部位、性质、正邪盛衰情况的一种辨证方法，是临床各科的诊断基础，是辨证体系中的重要组成部分。

脏腑辨证，包括脏病辨证、腑病辨证及脏腑兼病辨证，其中脏病辨证是脏腑辨证的主要内容。这是由于临床上单纯的腑病较为少见，多与一定的脏病有关。

肝与胆病辨证

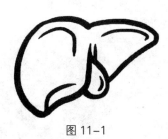

图 11-1

肝位于右胁，胆附于肝，肝胆经脉相互络属，肝与胆相表里，肝主疏泄，主藏血，在体为筋，其华在爪，开窍于目，其气升发，性喜条达而恶抑郁。胆贮藏、排泄胆汁，以助消化，并与情志活动有关，因而有"胆主决断"之说。

肝的病证有虚实之分，虚证多见肝血，肝阴不足。实证多见于风阳妄动，肝火炽盛，以及湿热寒邪犯扰等。

肝的病变主要表现在疏泄失常，血不归藏，筋脉不利等方面。肝开窍于目，故多种目疾都与肝有关。肝的病变较为广泛和复杂，如胸胁少腹胀痛、窜痛，情志活动异常，头晕胀痛，手足抽搐，肢体震颤，月经不调，睾丸胀痛等，常与肝有关。胆病常见口苦发黄，失眠和胆怯易惊等情绪的异常。

1. 肝气郁结证

肝气郁结证，是指肝失疏泄，气机郁滞而表现出的证候。多因情志抑郁，或突然的精神刺激以及其他病邪的侵扰而发病。

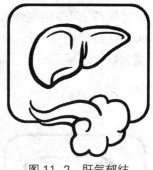

图 11-2　肝气郁结

【临床表现】胸胁或少腹胀闷窜痛，胸闷喜太息，情志抑郁易怒，或咽部梅核气，或颈部瘿瘤，或癥积。妇女可见乳房作胀疼痛，月经不调，甚则闭经。

【证候分析】本证一般以情志抑郁，肝经所过部位发生胀闷疼痛，以及妇女月经不调等作为辨证要点。肝气郁结，经气不利，故胸胁、乳房、少腹胀闷疼痛或窜动作痛。肝主疏泄，具有调节情志的功能，气机郁结，不得条达疏泄，则情志抑郁；久郁不解，失其柔顺舒畅之性，故情绪急躁易怒。气郁生痰，痰随气逆，循经上行，搏结于咽则见梅核气，积聚于颈项则为瘿瘤。气病及血，气滞血瘀，冲任不调，故月经不调或经行腹痛。气聚血结，可酿成癥瘕。

2. 肝火上炎证

肝火上炎证，是指肝脏之火上逆所表现的证候，多因情志不遂，肝郁化火，或热邪内犯等引起。

【临床表现】头晕胀痛，面红目赤，口苦口干，急躁易怒，不眠或噩梦纷纭，胁肋灼痛，便秘尿黄，耳鸣如潮，吐血衄血，舌红苔黄，脉弦数。

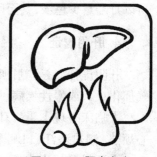

图 11-3　肝火上炎

【证候分析】本证一般以肝脉循行部位的头、目、耳、胁表现的实火炽盛症状作为辨证要点。肝火循经上攻头目，气血涌盛络脉，故头晕胀痛，面红目赤；如挟胆气上逆，则口苦口干；肝失条达柔顺之性，所以急躁易怒；火热内扰，神魂不安，以致失眠，噩梦纷纭；肝火内炽，气血壅滞肝部灼热疼痛，热盛耗津，故便秘尿黄；足少阳胆经入耳中，肝热移胆，循经上冲，则耳鸣如潮；火伤络脉，血热妄行，可见吐血衄血。舌红苔黄，脉弦数，为肝经实火炽盛之征。

3. 肝血虚证

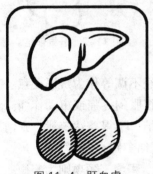

图 11-4　肝血虚

肝血虚证，是指肝脏血液亏虚所表现出的证候。多因脾肾亏虚，生化之源不足，或慢性病耗伤肝血，或失血过多所致。

【临床表现】眩晕耳鸣，面白无华，爪甲不荣，夜寐多梦，视力减退或雀目。或见肢体麻木，关节拘急不利，手足震颤，肌肉跳动，妇女常见月经量少、色淡，甚则经闭，舌淡苔白，脉弦细。

【证候分析】本证一般以筋脉、爪甲、两目、肌肤等失血濡养以及全身血虚的病理现象为辨证要点。肝血不足，不能上荣头面，故眩晕耳鸣，面白无华；爪甲失养，则干枯不荣；血不足以安魂定志，故夜寐多梦；目失所养，所以视力减退，甚至成为雀盲。

肝主筋，血虚筋脉失养，则见肢体麻木、关节拘急不利、手足震颤、肌肉跳动等虚风内动之象。妇女肝血不足，不能充盈冲任之脉，所以月经量少色淡，甚至闭经。舌淡舌白，脉弦细，为血虚常见之征。

4. 肝阴虚证

肝阴虚证，是指肝脏阴液亏虚所表现的证候。多由情志不遂，气郁化火，或慢性疾病、温热病等耗伤肝阴引起。

【临床表现】头晕耳鸣，两目干涩，面部烘热，胁肋灼痛，五心烦热，潮热盗汗，口咽干燥，或见手足蠕动，舌红少津，脉弦细数。

【证候分析】本证一般以肝病症状和阴虚证共见为辨证要点。

肝阴不足，不能上滋头目，则头晕耳鸣，两目干涩；虚火上炎，则面部烘热；虚火内灼，则见胁肋灼痛，五心烦热，潮热盗汗；阴液亏虚不能上润，则见口咽干燥；筋脉失养则手足蠕动。舌红少津，脉弦细数，均为阴虚内热之象。

5. 肝阳上亢证

肝阳上亢证，是指肝肾阴虚，不能制阳，致使肝阳偏亢所表现的证候。多因情志过极或肝肾阴虚，致使阴不制阳，水不涵木而发病。

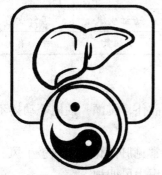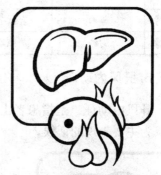

图 11-5　肝阴虚　　　　　　图 11-6　肝阳上亢

【临床表现】眩晕耳鸣，头目胀痛，面红目赤，急躁易怒，心悸健忘，失眠多梦，腰膝酸软，头重脚轻，舌红少苔，脉弦有力。

【证候分析】本证一般以肝阳亢于上，肾阴亏于下的证候表现作为辨证要点。

肝肾之阴不足，肝阳亢逆无制，气血上冲，则眩晕、耳鸣、头目胀痛，面红目赤；肝失柔顺，故急躁易怒；阴虚心失所养，神不得安，则见心悸健忘，失眠多梦；肝肾阴虚，经脉失养，故腰膝酸软；阳亢于上，阴亏于下，上盛下虚，故头重脚轻；舌红少苔，脉弦有力，为肝肾阴虚，肝阳亢盛之象。

肝气郁结、肝火上炎、肝阴不足、肝阳上亢四证的病机，常可互相转化，如肝气久郁，可以化火；肝火上炎，火热炽盛，可以灼烁肝阴；肝阴不足，可致肝阳上亢；而肝阳亢盛又可化火伤阴。所以在辨证上既要掌握其各自特征，又要分析其内在联系，才能做出准确判断。

肝气郁结、肝火上炎、肝阴不足、肝阳上亢四证的鉴别

	肝气郁结	肝火上炎	肝阴不足	肝阳上亢
性质	实证	热证	虚证	本虚表实
症状	胸胁或少腹胀闷窜痛，胸闷喜太息，易怒，妇女月经不调	头晕胀痛，耳鸣如潮，面红目赤，口苦口干，急躁易怒，不眠多梦，胁肋灼痛，便秘尿黄，吐血衄血	眩晕耳鸣，胁痛目涩，面部烘热，五心烦热，潮热盗汗，口咽干燥，手足蠕动	眩晕耳鸣，头目胀痛，面红目赤，急躁易怒，心悸健忘，失眠多梦，腰膝酸软，头重脚轻
舌象	薄白	舌红苔黄	舌红少津	舌红少苔
脉象	弦	弦数	弦细数	弦而有力

6. 肝风内动证

肝风内动证，是指患者出现眩晕欲仆，震颤，抽搐等动摇不定症状为主要表现的证候。

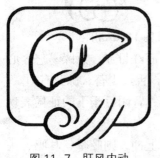

图11-7　肝风内动

临床上常见肝阳化风、热极生风、阴虚动风、血虚生风四种。

（1）肝阳化风证

肝阳化风证，是指肝阳亢逆无制而表现出动风的证候。多因肝肾之阴久亏，肝阳失潜而暴发。

【临床表现】眩晕欲仆，头摇而痛，项强肢颤，语言謇涩，手足麻木，步履不正，或猝然昏倒，不省人事，口眼歪斜，半身不遂，舌强不语，喉中痰鸣，舌红苔白或腻，脉弦有力。

【证候分析】本证一般根据患者平素具有肝阳上亢的现象，结合突然出现肝风内动的症状为辨证要点。肝阳化风，肝风内旋，上扰头目，则眩晕欲仆，或头摇不能自制；气血随风阳上逆，壅滞络脉，故头痛不止；风动筋挛，则项强肢颤；肝脉络舌本，风阳扰络，则语言謇涩；肝肾阴虚，筋脉失养，故手足麻木；风动于上，阴亏于下，

上盛下虚，所以步履不正，阳亢则灼液为痰，风阳挟痰上扰，清窍被蒙，则见突然昏倒，不省人事；风痰流窜脉络，经气不利，可见口眼歪斜，半身不遂；痰阻舌根，则舌体僵硬，不能语言；痰随风升，故喉中痰鸣。舌红为阴虚之象，白苔示邪尚未化火，腻苔为挟痰之征。脉弦有力，是风阳扰动的病机反应。

（2）热极生风证

热极生风证，是指热邪亢盛引动肝风所表现的证候，多由邪热亢盛，燔灼肝经，热闭心神而发病。

【临床表现】高热神昏，躁动如狂，手足抽搐，颈项强直，甚则角弓反张，两目上视，牙关紧闭。舌红或绛，脉弦数。

【证候分析】本证以高热与肝风共见为辨证要点。热邪蒸腾，充斥三焦，故高热。热入心包，则神昏，躁犹如狂；热灼肝经，津液受烁，引动肝风，而见手足抽搐，颈项强直，角弓反张，两目上视，牙关紧闭等筋脉挛急的表现。热邪内狂营血，则舌色红绛，脉象弦数，为肝经火热之征。

（3）阴虚动风证

阴虚动风证，是指阴液亏虚引动肝风表现出的证候。多因外感热病后期阴液耗损，或内伤久病，阴液亏虚而发病。

本证的临证表现，证候分析属外感热病所致者，详见"卫气营血辨证"；属内伤病所致者，详见"肝阴虚证"。

（4）血虚生风证

血虚生风证，是指血虚筋脉失养所表现出的动风证候，多由急、慢性出血过多，或久病血虚所引起。

肝风四证鉴别

	肝阳化风	热极生风	阴虚动风	血虚生风
性质	上实下虚证	热证	虚证	虚证
主症	眩晕欲仆，头摇肢颤，语言蹇涩，或舌强不语，或猝然倒地，不省人事，半身不遂	手足抽搐，颈项强直，角弓反张，两目上视，牙关紧闭	手足蠕动	手足震颤，肌肉跳动，关节拘急不利，肢体麻木

续表

	肝阳化风	热极生风	阴虚动风	血虚生风
兼症	头痛项强,手足麻木,步履不正	高热神昏,躁动如狂	午后潮热,五心烦热,口咽干燥,形体消瘦	眩晕耳鸣,面白无华,爪甲不荣
舌苔	舌红苔白或腻	舌红绛	舌红少津	舌淡苔白
脉象	弦而有力	弦数有力	弦细数	细

7. 寒凝肝脉证

寒凝肝脉证,是指寒邪凝滞肝脉所表现的证候,多因感受寒邪而发病。

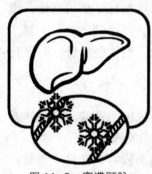

图11-8 寒滞肝脉

【临床表现】少腹牵引睾丸坠胀冷痛,或阴囊收缩引痛,受寒则甚,得热则缓,舌苔白滑,脉沉弦或迟。

【证候分析】本证以少腹牵引阴部坠胀冷痛为辨证要点。肝脉绕阴器,抵少腹,寒凝经脉,气血凝滞,故见少腹牵引睾丸冷痛。寒为阴邪,性主收引,筋脉拘急,可致阴囊收缩引痛。寒则气血凝涩,热则气血通利,故疼痛遇寒加剧,得热则减。阴寒内盛,则苔见白滑。脉沉主里,弦主肝病,迟为阴寒,是为寒滞肝脉之证。

8. 肝胆湿热证

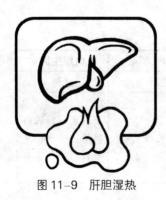

图11-9 肝胆湿热

肝胆湿热证,是指湿热蕴结肝胆所表现的证候。多由感受湿热之邪,或偏嗜肥甘厚腻,酿湿生热,或脾胃失健,湿邪内生,郁而化热所致。

【临床表现】胁肋胀痛,或有痞块,口苦,腹胀,纳少呕恶,大便不调,小便短赤,舌红苔黄腻,脉弦数。或寒热往来,或身目发黄，或阴囊湿疹，或睾丸肿胀热痛，或带浊阴痒等。

【证候分析】本证以右胁肋部胀痛，纳呆，尿黄，舌红苔黄腻为辨证要点。湿热蕴结肝胆，肝气失于疏泄，气滞血瘀，故胁肋痛，或见痞块。肝木横逆侮土，脾运失健，胃失和降，故纳少，呕恶，腹胀。胆气上溢，可见口苦，湿热蕴内，湿重于热则大便偏溏，热重于湿则大便不爽。膀胱气化失司则小便短赤。邪居少阴，枢机不利，则寒热往来。胆汁不循常道而外溢肌肤，则身目发黄。肝脉绕阴器，湿热随经下注，则见阴部湿疹或睾丸肿胀热痛，在妇女则见带浊阴痒。舌红苔黄腻，脉弦数，均为湿热内蕴肝胆之证。

9. 胆郁痰扰证

胆郁痰扰证，是指胆失疏泄，痰热内扰所表现出的证候，多由情志不遂，疏泄失职，生痰化火而引起。

【临床表现】头晕目眩，耳鸣，惊悸不宁，烦躁不寐，口苦呕恶，胸闷太息，舌苔黄腻，脉弦滑。

【证候分析】本证一般以眩晕耳鸣或惊悸失眠，舌苔黄腻为辨证要点。胆脉络头目入耳，痰浊上扰故头晕目眩、耳鸣。胆为清静之腑，痰热内扰，则胆气不宁，故见惊悸不宁，烦躁不寐。胆气郁滞，则见胸闷善太息。热蒸胆气上溢，胆热犯胃，胃失和降，则口苦泛恶呕吐。舌苔黄腻，脉象弦滑，为痰热内蕴之征。

心与小肠病辨证

心居胸中，心包络围护于外，为心主的宫城。其经脉下络小肠，两者互为表里，心主血脉，又主神明，开窍于舌。小肠分清泌浊，具有化物的功能。

心的病证有虚实之分。虚证多由久病伤正、禀赋不足、思虑伤心等因素，导致心气、心阳受损，心阴、心血亏耗引起；实证多由痰阻、火扰、寒凝、瘀滞、气郁等引起。

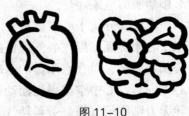

图 11—10

心的病变主要表现为血脉运行失常及精神、意识、思维改变等方面。心悸、心痛、失眠、神昏、精神错乱、脉结代或促等症，常是心的病变。小肠的病变主要反映在清浊不分、转输障碍等方面，如小便失常、大便溏泄等。

1. 心气虚、心阳虚与心阳暴脱证

心气虚证，是指心脏功能减退所表现出的证候，凡禀赋不足、年老体衰、久病或劳心过度均可引起此证。

心阳虚证，是指心脏阳气虚衰所表现出的证候，凡心气虚甚、寒邪伤阳、汗下太过等均可引起此证。

心阳暴脱证，是指阴阳相离，心阳骤越所表现出的证候，凡病情危重、危症险症均可出现此证。

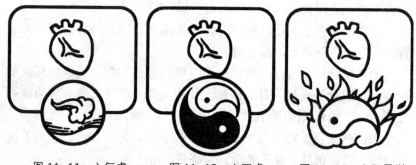

图 11-11　心气虚　　　图 11-12　心阳虚　　　图 11-13　心阳暴脱

【临床表现】心悸怔忡，胸闷气短，活动后加重，面色淡白或㿠白，或有自汗，舌淡苔白，脉虚，为心气虚；若兼见畏寒肢冷，心痛，舌淡胖，苔白滑，脉微细，为心阳虚。若突然冷汗淋漓，四肢厥冷，呼吸微弱，面色苍白，口唇青紫，神志模糊或昏迷，则是心阳暴脱的危象。

【证候分析】心气虚证，以心脏及全身机能活动衰弱为辨证要点；心阳虚证，以在心气虚证的基础上出现虚寒症状为辨证要点；心阳暴脱证，以在心阳虚的基础上出现虚脱亡阳症状为辨证要点。心气虚衰，心中空虚惕惕而动则心悸怔忡。心气不足，胸中宗气运转无力则胸闷气短。劳累耗气，故稍事活动后症状加重。气虚卫外

不固则自汗。气虚血运无力，不能上荣则面色淡白或㿠白，舌淡苔白；血行失其鼓动则脉虚无力。若病情进一步发展，气虚及阳，阳虚不能温煦肢体，故兼见畏寒肢冷；心阳不振，胸中阳气痹阻，故见心痛；舌淡胖，苔白滑，是阳虚寒盛之征；阳虚无力推动血行，脉道失充，则脉象微细。若心阳衰败而暴脱，阳气衰亡不能卫外则冷汗淋漓；不能温煦肢体故四肢厥冷。心阳衰，宗气骤泄，故呼吸微弱。阳气外亡，无力推动血行致络脉瘀滞，血液不能外荣肌肤，所以面色苍白，口唇青紫。心神失养涣散，则致神志模糊，甚则昏迷。

心气虚、心阳虚、心阳暴脱三证的鉴别

相同点	心悸怔忡，胸闷气短，活动后加重，自汗
不同点	心气虚：面色淡白或㿠白，舌淡苔白，脉虚
	心阳虚：畏寒肢冷，心痛，面色㿠白或晦暗，舌淡胖，苔白滑，脉微细
	心阳暴脱：突然冷汗淋漓，四肢厥冷，呼吸微弱。面色苍白，口唇青紫。神志模糊，或昏迷

2. 心血虚与心阴虚证

心血虚证，是指心血不足，不能濡养心脏所表现出的证候。心阴虚证，是指心阴不足，不能濡养心脏所表现出的证候。二者常因久病耗损阴血，或失血过多，或阴血生成不足，或情志不遂，气火内郁，暗耗阴血等因素引起。

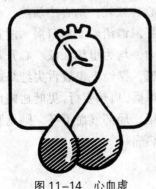

图 11-14　心血虚

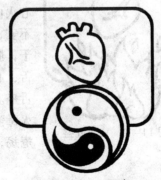

图 11-15　心阴虚

【临床表现】心悸怔忡，失眠多梦，为心血虚与心阴虚的共有症。若兼见眩晕，健忘，面色淡白无华或萎黄，口唇色淡，舌色淡白，脉象细弱等症，为心血虚。若见五心烦热，潮热，盗汗，两颧发红，舌红少津，脉细数，为心阴虚。

【证候分析】心血虚证以心的常见症状与血虚证共见为辨证要点。心阴虚证以心的常见症状与阴虚证共见为辨证要点。血属阴，心阴心血不足，则心失所养，致心动不安，出现心悸怔忡；神失濡养，致心神不宁，出现失眠多梦。血与阴又同中有异，故血虚则不能濡养脑髓，而见眩晕健忘；不能上荣则见面白无华，唇舌色淡，不能充盈脉道则脉象细弱。阴虚则阳亢，虚热内生，故五心烦热，午后潮热；寐则阳气入阴，营液受蒸则外流而为盗汗；虚热上炎则两颧发红，舌红少津；脉细主阴虚，数主有热，为阴虚内热的脉象。

3. 心火亢盛证

心火亢盛证，是指心火炽盛所表现出的证候。凡五志，六淫化火，或因劳倦，或进食辛辣厚味，均能引起此证。

【临床表现】心中烦怒，夜寐不安，面赤口渴，溲黄便干，舌尖红绛，或生舌疮，脉数有力。甚则狂躁谵语，或见吐血衄血，或见肌肤疮疡，红肿热痛。

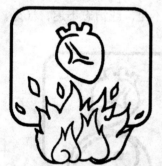

图 11-16　心火亢盛

【证候分析】本证以心及舌、脉等有关组织出现实火内炽的症状为辨证要点。心火内炽，心神被扰，则心中烦热，夜寐不安，甚则狂躁谵语。面赤口渴，溲黄便干，脉数有力，均为里热征象。心开窍于舌，心火亢盛，循经上炎故舌尖红绛或生舌疮。心火炽盛，血热妄行，见吐血衄血。火毒壅滞脉络，局部气血不畅，则见肌肤疮疡，红肿热痛。

4. 心脉痹阻证

心脉痹阻证，是指心脏脉络在各种致病因素作用下导致痹阻不通所反映的证候，常由年高体弱或病久正虚以致瘀阻、痰凝、寒滞、气郁而发作。

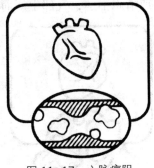

图 11-17　心脉痹阻

【临床表现】心悸怔忡，心胸憋闷疼痛，痛引肩背内臂，时发时止。若痛如针刺，并见舌紫暗有紫斑、紫点，脉细涩或结代，为瘀阻心脉。若为闷痛，并见体胖痰多，身重困倦，舌苔白腻，脉沉滑，为痰阻心脉。若剧痛暴作，并见畏寒肢冷，得温痛缓，舌淡苔白，脉沉迟或沉紧，为寒凝之象。若疼痛而胀，且发作时与情志有关，舌淡红，苔薄白，脉弦，为气滞之证。

【证候分析】本证一般以胸部憋闷疼痛，痛牵引肩背内臂，时发时止为辨证要点。本证多因正气先虚，阳气不足，心失温养故见心悸怔忡。由于阳气不足，血液运行无力，容易继发瘀血内阻、痰浊停聚、阴寒凝滞、气机郁滞等病理变化以致心脉痹阻，气血不得畅通而发生心胸憋闷疼痛。手少阴心经循臂内，出腋下，故疼痛牵引肩背内臂，时发时止。

心血瘀阻证的病因鉴别

共同症状			
心悸怔忡，心胸憋闷疼痛，痛牵引肩背内臂，时发时止			
不同症状			
	瘀血内阻	痰浊停聚	阴寒凝滞	气机郁滞
疼痛特点	痛如针刺	闷痛特甚	突发剧痛，得温痛减	胀痛，发作与精神因素有关
症状	舌紫暗有紫斑、紫点，脉细涩	体胖痰多，身重困倦，舌苔腻，脉沉滑	畏寒肢冷，舌淡苔白，脉沉迟或沉紧	舌淡红，苔薄白，脉弦

5.痰迷心窍证

痰迷心窍证，是指痰浊蒙闭心窍表现的证候，多因湿浊酿痰，或情志不遂，气郁生痰而引起。

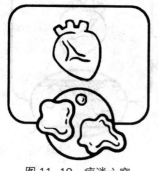

图 11-18　痰迷心窍

【临床表现】面色晦滞，脘闷作恶，意识模糊，语言不清，喉有痰声，甚则昏不知人，舌苔白腻，脉滑。或精神抑郁，表情淡漠，神志痴呆，喃喃自语，举止失常。或突然仆地，不省人事，口吐痰涎，喉中痰鸣，两目上视，手足抽搐，口中如做猪羊叫声。

【证候分析】本证以神志不清、喉有痰声、舌苔白腻为辨证要点。外感湿浊之邪，湿浊郁遏中焦，清阳不升，浊气上泛，故见面色晦滞，胃失和降，胃气上逆则脘闷作恶；湿邪留恋不化，酝酿成痰，痰随气升则喉中痰鸣；上迷心窍，神识受蒙则意识模糊，语言不清，甚则人事不省。舌苔白腻，脉滑是痰浊内盛之象。精神抑郁，表情淡漠，神志痴呆，喃喃自语，举止失常多由肝气郁结，气郁生痰，痰浊上蒙心窍所致，属于癫证。突然仆地，不省人事，口吐痰涎，喉中痰鸣，两目上视，手足抽搐，口中如做猪羊叫声，为脏腑功能失调，痰浊内伏心经，时或痰涎上涌而致，属于痫证。

6.痰火扰心证

痰火扰心证，是指痰火扰乱心神所出现的证候。多因五志化火，灼液成痰，痰火内盛或外感邪热，挟痰内陷心包所致。

【临床表现】发热气粗，面红目赤，痰黄稠，喉间痰鸣，躁狂谵语，舌红苔黄腻，脉滑数，或见失眠心烦，痰多胸闷，头晕目眩，或见语言错乱，哭笑无常，不避亲疏，狂躁妄动，打人毁物，力逾常人。

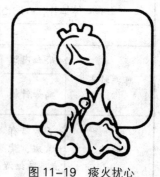

图 11-19　痰火扰心

【证候分析】本证外感内伤皆可见到，其中外感热病以高热、痰盛、神志不清为辨证要点；内伤杂病中，轻者以失眠心烦，重者以神志狂乱为辨证要点。外感热病中，邪热蒸腾，充斥肌肤故见高热；火势上炎，则面红目赤，呼吸气粗；邪热灼津为痰，故痰黄稠，喉间痰鸣；痰火扰心，心神昏乱，故躁狂谵语；舌红苔黄腻，脉滑数，均为痰火内盛之象。内伤病中，因痰火扰心而见失眠心烦；痰阻气道则见胸闷痰多；清阳被遏故见头晕目眩。若神志狂乱，气机逆乱，则发为狂证，出现语言错乱，哭笑无常，不避亲疏，狂躁妄动，打人毁物，力逾常人等症状。

7. 小肠实热证

小肠实热证，是指小肠里热炽盛所表现的证候，多由心热下移所致。

【临床表现】心烦口渴，口舌生疮，小便赤涩，尿道灼痛，尿血，舌红苔黄，脉数。

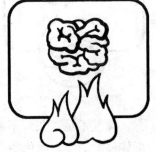

图 11-20　小肠实热

【证候分析】本证以心火热炽及小便赤涩灼痛为辨证要点。心与小肠相表里，小肠有分清泌浊的功能，使水液入于膀胱。心热下移小肠，故小便赤涩，尿道灼痛；热甚灼伤阴络则可见尿血；心火内炽，热扰心神，则心烦；津为热灼则口渴，心火上炎则口舌生疮。舌红苔黄，脉数，为里热之征。

脾与胃病辨证

脾胃共处中焦，经脉互为络属，具有表里的关系。脾主运化水谷，胃主受纳腐熟，脾升胃降，共同完成饮食物的消化吸收与输布，为气血生化之源，后天之本。此外，脾又具有统血，主四肢肌肉的功能。

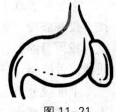

图 11-21

脾胃病证，皆有寒热虚实之不同。脾的病变主要反映在运化功能的失常和统摄血液功能的障碍，以及水湿潴留，清阳不升等方面；胃的病变主要反映在食不消化，胃失和降，胃气上逆等方面。

脾病常见腹胀腹痛、泄泻便溏、浮肿、出血等症，胃病常见脘痛、呕吐、嗳气、呃逆等症。

1. 脾气虚证

脾气虚证，是指脾气不足，运化失健所表现的证候。多因饮食失调，劳累过度，以及其他急慢性疾患耗伤脾气所致。

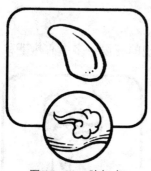

图 11-22　脾气虚

【临床表现】纳少腹胀，饭后尤甚，大便溏薄，肢体倦怠，少气懒言，面色萎黄或㿠白，形体消瘦或浮肿，舌淡苔白，脉缓弱。

【证候分析】本证以运化功能减退和气虚证共见为辨证要点。脾气虚弱，运化无能，故纳少，水谷内停则腹胀，食入则脾气困，故腹胀尤甚。水湿不化，流往肠中，则大便溏薄。

脾气不足，久延不愈，可致营血亏虚，而成气血两虚之证，则形体逐渐消瘦，面色萎黄。舌淡苔白，脉缓弱，是脾气虚弱之征。

2. 脾阳虚证

脾阳虚证，是指脾阳虚衰，阴寒内盛所表现的证候。多由脾气虚发展而来，或过食生冷，或肾阳虚，火不生土所致。

【临床表现】腹胀纳少，腹痛喜温喜按，畏寒肢冷，大便溏薄清稀，或肢体困重，或周身浮肿，小便不利，或白带量多质稀，舌淡胖，苔白滑，脉沉迟无力。

【证候分析】本证以脾运失健和寒象表现为辨证要点。脾阳虚衰，运化失健，

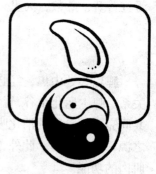

图 11-23　脾阳虚

则腹胀纳少。中阳不足,寒凝气滞,故腹痛喜温喜热。阳虚无以温煦,所以畏寒而四肢不温。水湿不化流注肠中,故大便溏薄较脾气虚更为清稀,甚则完谷不化。中阳不振,水湿内停,膀胱气化失司,则小便不利;流溢肌肤,则肢体困重,甚则全身浮肿;妇女带脉不固,水湿下渗,可见白带清稀量多。舌淡胖苔白滑,脉沉迟无力,皆为阳虚湿盛之征。

3. 中气(脾气)下陷证

中气下陷证,是指脾气亏虚,升举无力而反下陷所表现的证候。多由脾气虚进一步发展,或久泄久痢,或劳累过度所致。

【临床表现】脘腹重坠作胀,食后尤甚,或便意频数,肛门坠重;或久痢不止,甚或脱肛;或子宫下垂,或小便浑浊如米泔。伴见气少乏力,肢体倦怠,声低懒言,头晕目眩。舌淡苔白,脉弱。

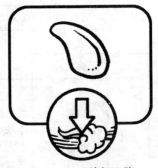

【证候分析】本证以脾气虚证和内脏下垂为辨证要点。脾气上升,能升发清阳和升举内脏,气虚则升举无力,内脏无托,故脘腹重坠作胀,食入气陷更甚,脘腹更觉不舒。由于中气下陷,故时有便意,肛门坠重,或下利不止,肛门外脱。脾气升

图11-24 脾气下陷

举无力,可见子宫下垂。脾主散精,脾虚气陷致精微不能正常输布而反下流膀胱,故小便浑浊如米泔。中气不足,全身机能活动减退,所以少气乏力,肢体倦怠,声低懒言。清阳不升则头晕目眩。舌淡苔白,脉弱,皆为脾气虚弱的表现。

4. 脾不统血证

脾不统血证,是指脾气亏虚,不能统摄血液所表现出的证候,多由久病脾虚,或劳倦伤脾等引起。

【临床表现】便血,尿血,肌衄,齿衄,或妇女月经过多,崩漏等。常伴见食少便溏,神疲乏力,少气懒言,面色无华,舌淡苔白,脉细弱等症。

【证候分析】本证以脾气虚证和出血共见为辨证要点。脾有统摄血液的功能，脾气亏虚，统血无权，则血溢脉外。溢于肠胃，则为便血；渗于膀胱，则见尿血；血渗毛孔而出，则为肌衄；由齿龈而出，则为齿衄。脾虚统血无权，冲任不固，则妇女月经过多，甚或崩漏。食少便溏，神疲乏力，少气懒言，面色无华，舌淡苔白，脉细弱等症，皆为脾气虚弱之症。

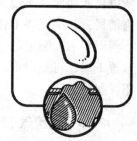

图 11-25　脾不统血

脾病虚证鉴别

相同症			
腹胀纳少，食后尤甚，便溏肢倦，少气懒言，面色萎黄			
不同症			
	脾气虚	脾阳虚	中气下陷	脾不统血

	脾气虚	脾阳虚	中气下陷	脾不统血
主症	形体或浮肿或消瘦	腹痛喜温喜按，肢冷尿少，或肢体困重，或浮肿，或带下清稀	脘腹坠胀，或便意频数，肛门坠重；或久痢脱肛，或子宫下垂，或小便浑浊如米泔	便血，尿血，肌衄，齿衄，或妇女月经过多，崩漏等
舌苔	舌淡苔白	舌淡胖，苔白滑	舌淡苔白	舌淡苔白
脉象	缓弱	沉迟无力	弱	细弱

5. 寒湿困脾证

　　寒湿困脾证，是指寒湿内盛，中阳受困而表现的证候。多由饮食不节，过食生冷，淋雨涉水，居处潮湿，以及内湿素盛等因素引起。

　　【临床表现】脘腹痞闷胀痛，食少便溏，泛恶欲吐，口淡不渴，头身困重，面色晦黄，或肌肤面目发黄，黄色晦暗如烟熏，或肢体浮肿，小便短少。舌淡胖苔白腻，脉濡缓。

【证候分析】本证以脾的运化功能发生障碍和寒湿中遏的表现为辨证要点。寒湿内侵，中阳受困，脾气被遏，运化失司，故脘腹痞闷胀痛，食欲减退。湿注肠中，则大便溏薄。胃失和降，故泛恶欲吐。寒湿属阴邪，阴不耗液，故口淡不渴。寒湿滞于经脉，故见头身困重。

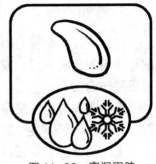

图 11-26 寒湿困脾

湿阻气滞，气血不能外荣，故见面色黄晦。脾为寒湿所困，阳气不宣，胆汁随之外泄，故肌肤面目发黄，黄色晦暗如烟熏。湿泛肌肤可见肢体浮肿；膀胱气化失司，则小便短少。舌淡胖，苔白腻，脉濡缓，皆为寒湿内盛的表现。

6.湿热蕴脾证

湿热蕴脾证，是指湿热内蕴中焦所表现的证候，常因受湿热外邪，或过食肥甘酒酪酿湿生热所致。

【临床表现】脘腹痞闷，纳呆呕恶，便溏尿黄，肢体困重，或面目肌肤发黄，色泽鲜明如橘子，皮肤发痒，或身热起伏，汗出热不解。舌红苔黄腻，脉濡数。

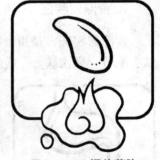

图 11-27 湿热蕴脾

【证候分析】本证以脾的运化功能障碍和湿热内阻的症状为辨证要点。湿热蕴结脾胃，受纳运化失职，升降失常，故脘腹痞闷，纳呆呕恶。脾为湿困，则肢体困重。湿热蕴脾，交阻下迫，致大便溏泄，小便短赤。湿热内蕴，熏蒸肝胆，致胆汁不循常道，外溢肌肤，故皮肤发痒，面目肌肤发黄，其色鲜明如橘子。湿遏热伏，热处湿中，湿热郁蒸，故身热起伏，汗出而热不解，舌红苔黄腻，脉濡数，均为湿热内盛之象。

7. 胃阴虚证

胃阴虚证，是指胃阴不足所表现的证候，多由胃病久延不愈，或热病后期阴液未复，或平素嗜食辛辣，或情志不遂，气郁化火使胃阴耗伤而致。

【临床表现】胃脘隐痛，饥不欲食，口燥咽干，大便干结，或脘痞不舒，或干呕见逆，舌红少津，脉细数。

【证候分析】本证以胃病的常见症状和阴虚证共见为辨证要点。胃阴不足，则胃阳偏亢，虚热内生，热郁胃中，胃气不和，致脘部隐痛，饥不欲食。胃阴亏虚，上不能滋润咽喉，则口燥咽干；下不能濡润大肠，则大便干结。胃失阴液滋润，胃气不和，可见脘痞不舒，阴虚热扰，胃气上逆，可见干呕呃逆。舌红少津，脉象细数，是阴虚内热的征象。

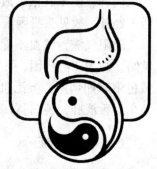

图 11-28　胃阴虚

8. 食滞胃脘证

食滞胃脘证，是指食物停滞胃脘不能腐熟所表现的证候，多由饮食不节，暴饮暴食，或脾胃素弱，运化失健等因素引起。

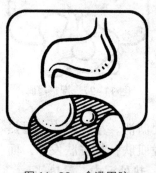

图 11-29　食滞胃脘

【临床表现】胃脘胀闷疼痛，嗳气吞酸或呕吐酸腐食物，吐后胀痛得减，或矢气便溏，泻下物酸腐臭秽，舌苔厚腻，脉滑。

【证候分析】本证以胃脘胀闷疼痛，嗳腐吞酸为辨证要点。胃气以降为顺，食停胃脘，胃气郁滞，则脘部胀闷疼痛。胃失和降而上逆，故见嗳气吞酸或呕吐酸腐食物。吐后实邪得消，胃气通畅，故胀痛得减。食浊下移，积于肠道，可致矢气频频，臭如败卵，泻下物酸腐臭秽，舌苔厚腻，脉滑，为食浊内积之征。

9. 胃寒证

胃寒证，是指阴寒凝滞胃腑所表现的证候，多由腹部受凉，过食生冷，过劳伤中，复感寒邪所致。

【临床表现】胃脘冷痛，轻则绵绵不已，重则拘急剧痛，遇寒加剧，得温则减，口淡不渴，口泛清水，或恶心呕吐，或伴见胃中水声漉漉，舌苔白滑，脉弦或迟。

【证候分析】本证以胃脘疼痛和寒象共见为辨证要点。寒邪在胃，胃阳被困，故胃脘冷痛。寒则邪更盛，温则寒气散，故遇寒痛增而得温则减。胃气虚寒，不能温化精微，致水液内停而为水饮，饮停于胃，振之可闻胃部漉漉水声，水饮不化随胃气上逆，可见口淡不渴，口泛清水，或恶心呕吐。舌苔白滑，脉弦或迟，是内有寒饮的表现。

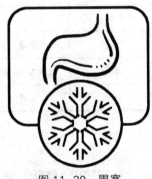

图 11-30　胃寒

10. 胃热证

胃热证，是指胃火内炽所表现的证候，多因平素嗜食辛辣肥腻，化热生火，或情志不遂，气郁化火，或热邪内犯等所致。

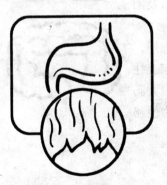

图 11-31　胃热

【临床表现】胃脘灼痛，吞酸嘈杂，或食入即吐，或渴喜冷饮，消谷善饥，或牙龈肿痛，齿衄，口臭，大便秘结，小便短赤，舌红苔黄，脉滑数。

【证候分析】本证以胃病常见症状和热象共见为辨证要点。热炽胃中，胃气不畅，故胃脘灼痛。肝经郁火横逆犯胃，则吞酸嘈杂，呕吐，或食入即吐。胃热炽盛，耗津灼液，则渴喜冷饮；机能亢进，则消谷善饥。胃络于龈，胃火循经上熏，气血壅滞，故见牙龈肿痛，口臭。血络受伤，血热妄行，可见齿衄。热盛伤津耗液，故见大便秘结，小便短赤。

舌红苔黄，脉滑数，为胃热内盛之象。

胃病寒热虚实的鉴别

	胃寒	胃热	胃阴虚	食滞胃脘
疼痛性质	冷痛	灼痛	隐痛	胀痛
呕吐	清水	清水	干呕	酸腐食物
口味与口渴	口淡不渴	渴喜冷饮	口咽干燥	口中腐酸
大便	便溏	秘结	干结	酸臭
舌象	舌淡苔白滑	舌红苔黄	舌红少苔	舌厚腻
脉象	沉迟	滑数	细数	滑

肺与大肠病辨证

肺居胸中，经脉下络大肠，与大肠相为表里。肺主气，司呼吸，主宣发肃降，通调水道，外合皮毛，开窍于鼻。大肠主传导，排泄糟粕。

肺的病证有虚实之分，虚证多见气虚和阴虚，实证多见风寒燥热等邪气侵袭或痰湿阻肺所致。大肠病证有湿热内侵，津液不足以及阳气亏虚等。

肺的病变，主要为气失宣降，肺气上逆，或腠理不固及水液代谢方面的障碍，临床上往往出现咳嗽、气喘、胸痛、咯血等症状。大肠的病变主要是传导功能失常，主要表现为便秘与泄泻。

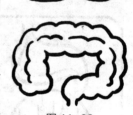

图 11-32

1. 肺气虚证

肺气虚证，是指肺气不足和卫表不固所表现的证候。多由久病咳喘，或气的生化不足所致。

【临床表现】咳喘无力，气少不足以息，动则益甚，体倦懒言，声音低怯，痰多清稀，面色㿠白，或自汗畏风，易于感冒，舌淡苔白，脉虚弱。

【证候分析】本证一般以咳喘无力，气少不足以息和全身机能活动减弱为辨证要点。肺主气，司呼吸，肺气不足则咳喘气短，气少不足以息，且动则耗气，所以喘息益甚。肺气虚则体倦懒言，且动则耗气，所以喘息益甚。肺气虚则体倦懒言，声音低怯。肺气虚不能输布津液，聚而成痰，故痰多清稀。面色㿠白为气虚常见症

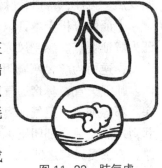

图 11-33　肺气虚

状。肺气虚不能宣发卫气于肌表，腠理不固，故自汗畏风，易于感冒。舌淡苔白，脉虚弱，为气虚之征。

2.肺阴虚证

肺阴虚证，是指肺阴不足，虚热内生所表现的证候。多由久咳伤阴，痨虫袭肺，或热病后期阴津损伤所致。

【临床表现】干咳无痰，或痰少而黏，口燥咽干，形体消瘦，午后潮热，五心烦热，盗汗，颧红，甚则痰中带血，声音嘶哑，舌红少津，脉细数。

【证候分析】本证以肺病常见症状和阴虚内热证共见为辨证要点。肺阴不足，虚火内生，灼液成痰，胶固难出，故干咳无痰，或痰少而黏。阴液不足，上不能滋润咽喉则口燥咽干，外不能濡养肌肉则形体消瘦。虚热内炽则午后潮热，五心烦热。

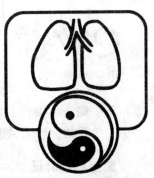

图 11-34　肺阴虚

热扰营阴为盗汗，虚热上炎则颧红，肺络受灼，络伤血溢则痰中带血；喉失津润，则声音嘶哑。舌红少津，脉象细数，皆为阴虚内热之象。

3.风寒犯肺证

风寒犯肺证，是指风寒外袭，肺卫失宣所表现的证候。

【临床表现】咳嗽，痰稀薄色白，鼻塞流清涕，微微恶寒，轻度发热，无汗，苔白，脉浮紧。

【证候分析】本证以咳嗽兼见风寒表证为辨证要点。感受风寒，肺气被束不得宣发，逆而为咳；寒属阴，故痰液稀薄色白。肺气失宣，鼻窍通气不畅致鼻塞流清涕。邪客肺卫，卫气郁遏则恶寒，正气抗邪则发热，毛窍郁闭则无汗。舌苔白，脉浮紧为感受风寒之征。

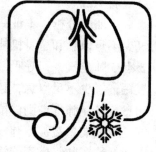

图 11-35　风寒犯肺

4. 风热犯肺证

风热犯肺证，是指风热侵犯肺系，肺卫受病所表现的证候。

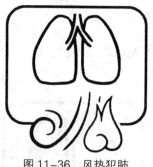

图 11-36　风热犯肺

【临床表现】咳嗽，痰稠色黄，鼻塞流黄浊涕，身热，微恶风寒，口干咽痛，舌尖红，苔薄黄，脉浮数。

【证候分析】本证以咳嗽与风热表证共见为辨证要点。风热袭肺，肺失清肃则咳嗽。热邪煎灼津液，故痰稠色黄。肺气失宣，鼻窍津液为风热所熏，故鼻塞不通，流黄浊涕。肺卫受邪，卫气抗邪则发热，卫气郁滞故恶风寒，风热上扰，津液被耗则口干咽痛。舌尖候上焦病变，肺为风热侵袭，所以舌尖发红。苔薄黄，脉浮数，皆为风进之征。

5. 燥邪犯肺证

燥邪犯肺证，是指秋令燥邪犯肺，耗伤津液，侵犯肺卫所表现的证候。

【临床表现】干咳无痰，或痰少而黏，不易咳出。唇、舌、咽、鼻干燥欠润，或身热恶寒，或胸痛咯血。舌红苔白或黄，脉数。

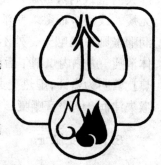

图 11-37　燥邪犯肺

【证候分析】本证以肺系症状表现干燥少津为辨证要点。燥邪犯肺，津液被伤，肺不得滋润而失清肃，故干咳无痰，或痰少而黏，不易咳出。伤津化燥，气道失其濡润，所以唇、舌、咽、鼻都见干燥而欠润。肺为燥邪所袭，肺卫失宣，则见血热恶寒。若燥邪化火，灼伤肺络，可见胸痛咯血。燥邪伤津则舌红，邪偏肺卫，苔多白，燥邪袭肺，苔多黄。脉数为燥热之象。

风热犯肺、燥邪犯肺的鉴别

	风热犯肺	燥邪犯肺
发病季节	冬春多见	秋季多见
主症	咳嗽，痰稠色黄	干咳，痰少质黏，唇、舌、咽、鼻干燥
兼症	鼻塞流黄浊涕，身热恶风，口干咽痛	恶寒发热
舌苔	舌尖红，苔薄黄	舌红苔白或黄
脉象	脉浮数	数

6. 痰湿阻肺证

痰湿阻肺证，是指痰湿阻滞肺系所表现的证候，多由脾气亏虚，或久咳伤肺，或感受寒湿等病邪引起。

【临床表现】咳嗽，痰多，质黏，色白，易咯，胸闷，甚则气喘痰鸣，舌淡苔白腻，脉滑。

【证候分析】本证以咳嗽，痰多，质黏，色白，易咯为辨证要点。脾气亏虚，输布失常，水湿凝聚为痰，上渍于肺；或寒湿外袭肺脏使宣降失常，肺不布津，水液停聚而为痰湿，阻于肺间，肺气上逆，故咳嗽多痰，痰液黏腻色白，易于咯出。痰湿阻滞气道，肺气不利，则为胸痛，甚则气喘痰鸣。舌淡苔白腻，脉滑，是为痰湿内阻之征。

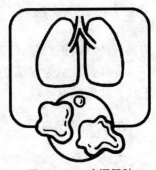

图 11-38　痰湿阻肺

风寒犯肺证、痰湿阻肺证的鉴别

	风寒犯肺证	痰湿阻肺证
性质	实证	外感急性发作属实，慢性发作为本虚表实证
主症	咳嗽，痰液稀白	咳嗽痰多，质黏，色白，易咯
兼症	鼻塞流清涕，恶寒发热无汗	胸闷，甚则气喘痰鸣
舌苔	白苔	舌淡苔白腻
脉象	浮紧	滑

7. 大肠湿热证

大肠湿热证，是指湿热侵袭大肠所表现的证候，多因感受湿热外邪，或饮食不节等因素引起。

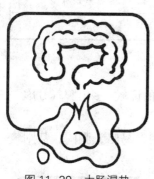

图 11-39　大肠湿热

【临床表现】腹痛，下痢脓血，里急后重，或暴注下泻，色黄而臭，伴见肛门灼热，小便短赤，身热口渴，舌红苔黄腻，脉滑数或濡数。

【证候分析】本证以腹痛，排便次数增多，或下痢脓血，或下黄色稀水为辨证要点。湿热在肠，阻滞气机，故腹痛，里急后重。湿热蕴结大肠，伤及气血腐化为脓血，故下痢脓血。

湿热之气下迫，故见暴注下泻，肛门灼热。热邪内积，湿痢伤津，故身热口渴，小便短赤。

舌红苔黄腻为湿热之象。湿热为病，有湿重、热重之分。湿重于热，脉象多见濡数。热重于湿，脉象多见滑数。

8. 大肠液亏证

大肠液亏证，是指津液不足，不能濡润大肠所表现的证候，多由素体阴亏，或久病伤阴，或热病后津伤未复，或妇女产后出血过多等因素所致。

【临床表现】大便秘结干燥，难以排出，常数日一行，口干咽燥，或伴见口臭，头晕等症，舌红少津，脉细涩。

【证候分析】本证以大便干燥难于排出为辨证要点。大肠液亏，肠道失其濡润而传导不利，故大便秘结干燥，难以排出，甚或数日一行。阴伤于内，口咽失润，故口干咽燥。大便日久不解，浊气不得下泄

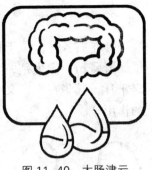

图 11-40　大肠津亏

而上逆，致口臭头晕。阴伤则阳亢，故舌红少津。津亏脉道失充，故脉来细涩。

9.肠虚滑泄证

肠虚滑泄证，是指大肠阳气虚衰，不能固摄所表现出的证候，多由泻、痢久延不愈所致。

【临床表现】利下无度，或大便失禁，甚则脱肛，腹痛隐隐，喜按喜温，舌淡苔白滑，脉弱。

【证候分析】本证以大便失禁为辨证要点。下利伤阳，久泻久痢，阳气虚衰，大肠失其固摄之用，因而下利无度，甚则大便失禁或脱肛。大肠阳气虚衰，阳虚则阴盛，寒从内生，寒凝气滞，故腹痛隐隐，喜按喜温。舌淡苔白滑，脉弱，均为阳虚阴盛之象。

大肠病三证鉴别如下：

	大肠湿热证	大肠液亏证	肠虚滑泄证
主症	下痢脓血或黄色稀水	大便秘结难解，数日一行	便泄无度或失禁脱肛
兼症	腹痛，里急后重，肛门灼热，身热口渴，小便短赤	口干咽燥，或口臭，头晕	腹痛隐隐，喜按喜温
舌苔	舌红苔黄腻	舌红少津	舌淡苔白滑
脉象	滑数或濡数	细涩	弱

肾与膀胱病辨证

肾左右各一，位于腰部，其经脉与膀胱相互络属，故两者为表里。肾藏精，主生殖，为先天之本，主骨生髓充脑，在体为骨，开窍于耳，其华在发。又主水，并有纳气功能。膀胱具有贮尿、排尿的作用。

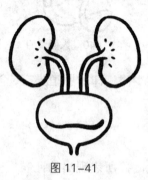

图 11-41

肾藏元阴元阳，为人体生长发育之根，脏腑机能活动之本，一有耗伤，则诸脏皆病，故肾多虚证，膀胱多见湿热证。

肾的病变主要反映在生长发育、生殖机能、水液代谢的异常方面，临床常见症状有腰膝酸软而痛、耳鸣耳聋、发白早脱、齿牙动摇、阳痿遗精、精少不育、女子经少经闭，以及水肿、二便异常等。膀胱的病变主要反映为小便异常及尿液的改变，临床常见尿频、尿急、尿痛、尿闭以及遗尿、小便失禁等症。

1. 肾阳虚证

肾阳虚证，是指肾脏阳气虚衰表现出的证候。多由素体阳虚，或年高肾亏，或久病伤肾，以及房劳过度等因素引起。

【临床表现】腰膝酸软而痛，畏寒肢冷，尤以下肢为甚，精神萎靡，面色㿠白或黧黑，舌淡胖苔白，脉沉弱。或男子阳痿，女子宫寒不孕；或大便久泄不止，完谷不化，五更泄泻；或浮肿，腰以下为甚，按之没指，甚则腹部胀满，全身肿胀，心悸咳喘。

【证候分析】本证一般以全身机能低下伴见寒象为辨证要点。腰为肾之府，肾主骨，肾阳虚衰，不能温养腰府及骨骼，则腰膝酸软疼痛；不能温煦肌肤，故畏寒肢冷。阳气不足，阴寒盛于下，故下肢尤甚。阳虚不能温煦体形，振奋精神，故精

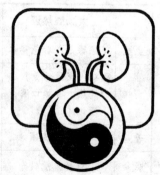

图 11-42 肾阳虚

神萎靡，面色㿠白。肾阳极虚，浊阴弥漫肌肤，则见面色黧黑。舌淡胖苔白，脉沉弱，均为肾阳虚衰之象。肾主生殖，肾阳不足，命门火衰，生殖机能减退，男子则阳痿，女子则宫寒不孕。命门火衰，火不生土，脾失健运，故久泄不止，完谷不化或五更泄泻。肾阳不足，膀胱气化功能障碍，水液内停，溢于肌肤而为水肿；水湿下趋，肾处下焦，故腰以下肿甚，按之没指；水势泛滥，阻滞气机，则腹部胀满，水气上逆，凌心射肺，故见心悸咳喘。

2. 肾阴虚证

肾阴虚证，是指肾脏阴液不足表现的证候。多由久病伤肾，或禀赋不足，房事过度，或过服温燥劫阴之品所致。

【临床表现】腰膝酸痛，眩晕耳鸣，失眠多梦，男子遗精早泄，女子经少经闭，或见崩漏，形体消瘦，潮热盗汗，五心烦热，咽干颧红，溲黄便干，舌红少津，脉细数。

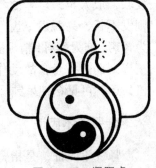

图 11-43　肾阴虚

【证候分析】本证以肾病主要症状和阴虚内热证共见为辨证要点。肾阴不足，髓海亏虚，骨骼失养，故腰膝酸痛，眩晕耳鸣。肾水亏虚，水火失济则心火偏亢，致心神不宁，而见失眠多梦。阴虚相火妄动，扰动精室，故遗精早泄。女子以血为用，阴亏则经血来源不足，所以经量减少，甚至闭经。阴虚则阳亢，虚热迫血可致崩漏。肾阴亏虚，虚热内生，故见形体消瘦，潮热盗汗，五心烦热，咽干颧红，溲黄便干，舌红少津，脉细数等症。

3. 肾精不足证

肾精不足证，是指肾精亏损表现出的证候。多因禀赋不足，先天发育不良，或后天调养失宜，或房劳过度，或久病伤肾所致。

【临床表现】男子精少不育，女子经闭不孕，性机能减退。小儿发育迟缓，身材矮小，智力和动作迟钝，囟门迟闭，骨骼痿软。成人早衰，发脱齿摇，耳鸣耳聋，健忘恍惚，动作迟缓，足痿无力，精神呆钝等。

【证候分析】本证以生长发育迟缓，生殖机能减退，以及成人早衰表现为辨证要点。肾精主生殖，肾精亏，则性机能低下，男子见精少不育，女子见经闭不孕。肾为先天之本，精不足则无以化气生血，充肌长骨，故小儿发育迟缓，身材矮小；无以充髓实脑，致智力迟钝，动作缓慢，精亏髓少，骨骼失养，则囟门迟闭，骨骼疲软，成人早衰。肾之华在发，精不足，

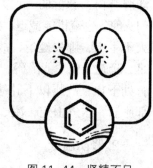

图11-44　肾精不足

则发不长，易脱发；齿为骨之余，失精气之充养，故齿牙动摇，耳为肾窍，脑为髓海，精少髓亏，脑少空虚，故见耳鸣耳聋，健忘恍惚。精损则筋骨疲惫，故动作迟缓，足痿无力。肾衰精，脑失充，则灵机失运，可见精神呆钝。

4. 肾气不固证

肾气不固证，是指肾气亏虚固摄无权所表现的证候，多因年高肾气亏虚，或年幼肾气未充，或房事过度，或久病伤肾所致。

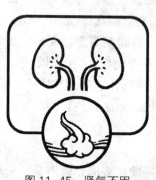

图11-45　肾气不固

【临床表现】神疲耳鸣，腰膝酸软，小便频数而清，或尿后余沥不尽，或遗尿失禁，或夜尿频多。男子滑精早泄，女子白带清稀，胎动易滑，舌淡苔白，脉沉弱。

【证候分析】本证一般以肾气虚衰与膀胱不能固摄表现的症状为辨证要点。肾气亏虚则机能活动减退，气血不能充耳，故神疲耳鸣。骨骼失之温养，故腰膝酸软。肾气虚膀胱失约，故小便频数而清长，或夜尿频多，甚则遗尿失禁；排尿机能无力，尿液不能全部排出，可致尿后余沥不尽。肾气不足，则精关不固，精易外泄，故滑精早泄。肾虚而冲任亏损，下元不固，则见带下清稀。胎元不固，每易造成滑胎。舌淡苔白，脉沉弱，为肾气虚衰之象。

5. 肾不纳气证

肾不纳气证，是指肾气虚衰，气不归元所表现出的证候。多由久病咳喘，肺虚及肾，或房劳伤肾所致。

【临床表现】久病咳喘，呼多吸少，气不得续，动则喘息益甚，自汗神疲，声音低怯，腰膝酸软，舌淡苔白，脉沉弱。或喘息加剧，冷汗淋漓，肢冷面青，脉浮大无根；或气短息促，面赤心烦，咽干口燥，舌红，脉细数。

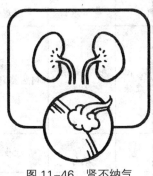

图 11-46 肾不纳气

【证候分析】本证一般以久病咳喘，呼多吸少，气不得续，动则益甚和肺肾气虚表现为辨证要点。肾虚则摄纳无权，气不归元，故呼多吸少，气不得续，动则喘息益甚。骨骼失养，故腰膝酸软。肺气虚，卫外不固则自汗，机能活动减退，故神疲，声音低怯。舌淡苔白，脉沉弱，为气虚之征。若阳气虚衰欲脱，则喘息加剧，冷汗淋漓，肢冷面青。虚阳外浮，脉见浮大无根。肾虚不能纳气，则气短息促。肾气不足，久延伤阴，阴虚生内热，虚火上炎，故面赤心烦，咽干口燥。舌红，脉细数，为阴虚内热之象。

肾病五证的鉴别

相同点				
均为虚证，均见腰膝酸软，神倦无力				
不同点				
	肾阳虚证	肾阴虚证	肾精不足证	肾气不固证	肾不纳气证
生殖	男子阳痿，女子宫寒不孕	遗精早泄，经少经闭	精少不育，经闭不孕	滑精，早泄，带多，滑胎	
二便	五更泄泻	溲黄，便干		小便频数而清，余沥不尽，遗尿失禁，夜间尿频	

	肾阳虚证	肾阴虚证	肾精不足证	肾气不固证	肾不纳气证
其他症状	形寒肢冷，浮肿	失眠多梦，潮热盗汗，咽干颧红	痿软，发脱齿摇，健忘耳聋，动作迟缓，足痿无力，精神呆钝	神疲，耳鸣	咳喘，呼多吸少，气不得续，动则喘息益甚，自汗神疲，声音低怯
舌	舌淡胖苔白	舌红少津	舌淡红苔白	舌淡苔白	舌红苔白
脉	沉细	细数	沉细	沉弱	细数

6. 膀胱湿热证

膀胱湿热证，是湿热蕴结膀胱所表现的证候，多由感受湿热，或饮食不节，湿热内生，下注膀胱所致。

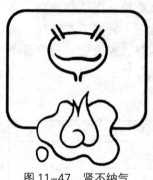

图 11-47　肾不纳气

【临床表现】尿频尿急，排尿艰涩，尿道灼痛，尿黄赤浑浊或尿血，或有砂石，小腹痛胀迫急，或伴见发热，腰酸胀痛，舌红苔黄腻，脉滑数。

【证候分析】本证以尿频尿急、尿痛、尿黄为辨证要点。湿热蕴结膀胱，热迫尿道，故尿频尿急，排尿艰涩，尿道灼痛。湿热内蕴，膀胱气化失司，故尿液黄赤混浊，小腹痛胀迫急，湿热伤及阴络则尿血。湿热久郁不解，煎熬尿中杂质而成砂石，则尿中可见砂石。湿蕴郁蒸，热淫肌表，可见发热，波及肾脏，则见腰痛。舌红苔黄腻，脉滑数，为湿热内蕴之象。